# 苗医古今方略

程应凤 ◎ 著

天津出版传媒集团

天津科学技术出版社

**图书在版编目（CIP）数据**

苗医古今方略 / 程应凤著 .-- 天津 : 天津科学技
术出版社, 2023.7

ISBN 978-7-5742-1416-3

Ⅰ . ①苗… Ⅱ . ①程… Ⅲ . ①苗医 - 基本知识 Ⅳ .
①R291.6

中国国家版本馆 CIP 数据核字 (2023) 第 132631 号

苗医古今方略

MIAOYI GUJIN FANGLÜE

责任编辑：胡艳杰

出　　　版：天津出版传媒集团
　　　　　　天津科学技术出版社

地　　　址：天津市西康路35号

邮　　　编：300051

电　　　话：（022）23332695

网　　　址：www.tjkjcbs.com.cn

发　　　行：新华书店经销

印　　　刷：香河县宏润印刷有限公司

开本710×1000　1/16　印张13　字数100 000

2023年7月第1版第1次印刷

定价：88.00元

几千年来，中医在中国的历史长河中一直承担着救死扶伤的使命，尤其是在《黄帝内经》《难经》《伤寒杂病论》《神农本草经》等经典著作的加持，以及在扁鹊、华佗、张仲景、孙思邈、李时珍等一代又一代名医的弘扬下，中医不但成为中国传统文化不可分割的一部分，而且还演变为了一门专业的学科，与哲学、科学、文学、经济学等学科齐名。近几年来，随着中国的不断崛起，中医已经走向世界，中药更是以"国家名片"的身份受到全世界的瞩目。苗医，在没有本民族文字的情况下，仅凭口传心授，就能够穿越几千年的时光隧道，传承至今，可以说这是苗族同胞对人类最伟大的贡献。

但是，也由于苗族没有本民族的文字，更没有相关的史实记载，所以苗医的起源很难考证。我们只能从其他的文献、传说和古代歌谣中，对其有一个大致的了解。西汉著名的学者刘向在《说苑·辨物》中曾有这样的记载："吾闻古之为医者曰苗父。苗父之为医也。"由此我们便不难看出，苗医的起源至少在先秦时期，不然刘向不可能说"古之为医"。

苗族在早期的发展过程中，频繁迁徙，所到之处，也大都是人迹罕至的荒僻山区，自然条件相当恶劣，苗族人经常被瘴病所侵扰。但也正是这种恶劣的环境，锻炼了苗族人坚强的毅力以及拥有了征服大自然的智慧。

其中最伟大的智慧，就是创立自己的医学体系，也就是我们今天所熟知的苗医。苗医把人体的疾病分为内科 36 症、外科 72 疾，治疗方法更是多种多样，且效果明显，尤其擅长治疗骨折、毒蛇咬伤、毒箭射伤、刀伤、枪伤等。苗药多用生药，而且现采现用，所以在苗族地区，几乎每个人都掌握着几种甚至是几十种药物治疗方法；有些地方家家户户的门庭院落、房前屋后也都种植一些常用的药物，可谓"百草皆药，人人会医"。时至今日，苗药仍然为当地的居民做着很大的贡献。比如，今天的贵州仍然有"天无三日晴，地无三尺平"的说法，这说明当地地形崎岖、气候多变，但是当地的苗族同胞却大都身体健旺，尤其是风湿骨病和妇科疾病都很少发，这和苗药所起的作用分不开。

在农村的寨子中，还有很多优秀的苗医，他们非常了解和熟悉本族人的健康状况，所以在诊疗上也颇具民族特色，看病不分贵贱，收费很少，而且医护一体，一直传承着"行医上门，送药到手"的传统医德。

近年来，苗医药在医学界开始受到广泛认可。2002 年，国家对贵州地方标准的苗药品种进行审评，结果有 154 种贵州苗药得到批准，上升为国家标准；2008 年，国务院发出《关于公布第二批国家级非物质文化遗产名录的通知》，其中收录的国家级非物质文化遗产中，贵州省的苗医药就是其中一项。

苗族民间一直流传着"千年苗医，万年苗药"的说法，可见苗医和苗药的历史源远流长。我们甚至可以说，整个苗族的发展史，实际就是一部苗医和苗药的发展史。

我出生于贵州山区，而且有幸生在苗医世家。父辈都以采药和种地为生，他们不但对大山里的药材有着深厚的感情，对于当地的居民更是充满了悲悯。从小我就亲眼见到当地的居民，不管是患感冒发烧、头疼脑热，还是跌打损伤、腰腿关节疼痛、蛇虫毒伤、幼儿惊风、妇女产后病等，只要找到我的父母，大多都能够药到病除，满意而归。更为重要的是，父母在行医的时候，一直秉承着三个"不要钱"的原则，即小病不要钱、乡邻不要钱、贫困不要钱。正是在这样的耳濡目染之下，我对当地的药材充满了感恩，同时也对父母的医德充满了感动。

然而，当我走出深山，走向更广阔的天地之后，我才发现苗药虽好，但知道的人却很少。尤其是在经过多年的创业历程之后，我更深刻地体会到在全球化日益加深的今天，守住千古流传的苗医苗药之难，将苗医苗药发扬光大更难！于是我精心将苗医苗药进行系统梳理，并整理成这本《苗医古今方略》。我相信，这本书一定能够让更多的人获益。

今天，我们翻开这本书，在感受到一份沉甸甸的传承与使命的同时，更能深刻体会到苗人祖先的智慧与慈悲大爱，这是一种悲天悯人的情怀，也是一种利他的精神，更是一种源自中华传统基因的文化自信。

# 目录

1

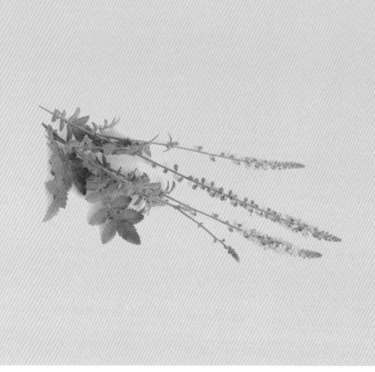

# 第一章
# 苗医的原理

由于苗族在发展的过程中经历了不断迁徙的过程，而且每一次迁徙，除了背井离乡，还有同族的别离，所以越发展到最后，苗族的居住地就越分散，这样也就形成了丰富而多元的苗族医药文化。总体来说，苗族医药经过数千年的发展，以及无数苗族先辈的实践积累和潜心研究，已经成熟起来，同时也建立起了比较完整的理论体系，为养生保健和疾病的预防、诊断、治疗及临床用药提供了切实可行的方法。

从原理的角度来讲，苗医可分为"三界学说""九架组学说""交环学说""四大筋脉学说"等。从药物的角度而言，贵州的苗医将药物分为冷药和热药两大类：甜、麻、香、辣属于热药，主要用于治疗冷病，归入冷经。酸、苦、涩属于冷药，用于治疗热病，归入热经。湘西的苗医则认为药物有止、补、通、散等功能，并总结出"以热治冷""以冷治热""以通治闭"等用药原理。而苗族医药，以单方较多，复方较少，多为一方一病。

# 天人合一

在很多人的印象中，"天人合一"的观念应该是出自儒家思想，比如《周易·文言传》里就有这样的记载："夫大人者，与天地合其德，与日月合其明，与四时合其序，与鬼神合其吉凶。"这里面的"与天地合其德"，实际上就是"天人合一"观念最早的文献记载。其实，对于苗族来说，这种"天人合一"的观念更是深入骨髓，而且还表现在万事万物的方方面面。苗族人认为，天地间的各种自然现象，包括季节变化所表现出来的冷、热、风、湿、雷、雨、雪、霜等，以及人类生存的环境，包括周围的各类事物，比如树木、花草、飞禽、走兽、水、土、石、气、光线、洞穴等，无不与人类的生活和健康有着密切的关系。因此，人类要保持健康状态，就必须了解和掌握大自然变化的规律，并利用这些变化使自己趋利避害，或者与大自然和谐共处。比如日出而作、日落而息、起居有常、饮食有节、爱护花木、保护环境等，这些都是人类保持健康的必要条件。一旦这种和谐遭到破坏，人体的平衡就会被打乱，然后就开始产生各种疾病。而治疗疾病的方法，就是让人们回归到"天人合一"的状态中，所以苗医的理论既重视对人体的内部进行协调，又注重人体与外在环境的融合。

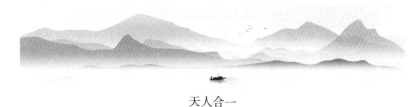

天人合一

在苗医的系统中，一直就有"适度为养（分），过度为毒"的认识，比如饮酒，就有"一杯为养，二杯为药，三杯为毒"的说法，而毒为百病之源。苗医的这种病因观，实际上就是源于天人合一的观念。

1993年，一项名为"医学的目的"的国际计划报告深刻地指出："当今世界性的医疗危机，根本上是由于主要针对疾病的技术统治医学的长期结果。"为此，世界贸易组织在1996年出炉的《迎接21世纪的挑战》的报告中明确指出："21世纪的医学不应该继续以疾病为主要研究对象，应该把人类的健康作为医学的主要研究方向。"

可以说，不管是2500年前以孔子为代表的儒家智慧，还是20世纪末世界贸易组织出炉的《迎接21世纪的挑战》的报告，其核心思想都是"天人合一"。而这些思想与苗医的理念一样，都符合当今人类返璞归真思想的需要。

## 万物皆有灵性

在苗族的信仰中，有一个传统的思想观念，就是"万物皆有灵"。之所以有这样的观念，主要有两个原因：一是苗族在频繁的迁徙中，经常与大自然进行零距离的接触，并经常体验到大自然中很多非人类所拥有的特殊力量，并认为自己也能够唤起和创造出这种特殊的力量，比如"呼风唤雨""腾云驾雾""通天入地"等，这些都可以从苗族的各种习俗和咒语中体现出来；二是把仅为人类具有的能力赋予万事万物，也就是把人类自身的生命力嫁接到所有的事物中。苗族的先民们认为：天上的日、月、星辰、雷、电、风、雨，地上的树木、花草、走兽，地下的金、银、土、石，水中的鱼、虾、蟹，等等，都跟人一样，有思想，有灵魂，有喜怒哀乐，也有善恶之分。虽然人类是万物之灵，具有对其他生物特殊的处置权力和能力，但人类应该爱护它们、尊重它们，与它们友好相处，如果不是出于必要，就不要滥杀乱用，否则就会遭受自然灾害和各种意外伤害等。

这种"万物有灵"的思想观念，在苗族医药学中也有着普遍的体现。比如，治疗方法中的"相克为治"之法，就是根据病因，然后从大自然中寻找相克的物种作为药物进行治疗；用药方法中的"以形解形"，则是根据人体病患部位的形状，在大自然中寻找相似的植物来作为药物进行治疗；在"以脏治脏"的治疗方法中，也会寻找动物相应的内脏来作为药引，因为在"万物有灵"的观念中，动物的内脏与人的内脏是有互补作用的。同时，苗族人喜欢用生鲜药物，因为他们认为生鲜药物的生灵比较强，所以药用价值也更高。

因为相信"万物有灵"，所以苗族人对大自然中的一草一木都充满了敬畏；对于那些草药，更是充满了感恩之情。比如，医师外出采药前，会先在家里上三炷香，表示自己是为了救治病人，不得已才准备破坏药物生灵，并请求谅解。如果在采药的时候，药物被茅草划破而受损，或者药物已经烂掉，则表明药物显灵，示意欲救治的病人缺乏诚信，不应为其治病。而当用药治好病人后，采药人应回到采药处点上一炷香，或者烧点儿纸钱作为答谢。

在贵州省台江县的苗族地区，医师在挖药前，会先撒几粒米在药根周围，并用苗语念道："你是一株好药，白如天，净如土，药效如神。"念完以后再小心地将药物挖取出来。治完病后，再把药渣放在木砧上用柴刀随意砍几下，并念道："你在山岩，就回山岩石去；你在黑土，就回黑土去；你在黄土，就回黄土去……这里不用你了，你不用来了，天晴你自变黄，下雨你自青绿，我则如日发亮，如蛋明净。"念完后再砍几刀，这才算结束。

如今，虽然我们从科学的角度上看，这种做法稍显可笑，因为没有任何的科学依据，但当我们了解了苗族文化后，我们自然就会理解这样做的道理。而且，也正是因为这种"万物皆有灵性"的观念，苗族无论迁徙到哪里，也不管当地的自然环境多么恶劣，都能够生存下来并持续发展。

# 两纲和五经

## 一、两纲

两纲指的是冷病和热病，这是相互对立的两大类疾病。一般情况下，凡是表现为慢性、寒冷、虚弱、安静、功能低下的疾病，都属于冷病；凡是表现为急性、温热、躁动、功能亢进的疾症，都属于热病。而冷病与热病，可以分别单独出现，也可以同时出现。比如外热内冷、内热外冷、上热下冷、下热上冷病等。当然了，有些疾病的病因比较复杂，需要在临床上注意鉴别。

此外，冷病和热病也不是绝对不变的，在一定的条件下，冷病会变成热病，热病也会变成冷病。比如一些高热、烦躁不安的热病患者，在持续高热、出汗过多的情况下，就会面色苍白、四肢冰凉，患上冷病。

在外科疾病中，热病主要是由炎症引起。而引发炎症的原因，就是火热太甚，从而使得病灶局部出现红肿热痛、溃烂流脓等现象。所谓"无热不成火，无火不成炎，无炎则不痛"，又有"火盛为炎，血肉腐败而成脓"之说。而冷病的病灶多为漫肿无头、皮色不红、疼痛不明显或者没有痛感。

总之，尽管疾病的表现错综复杂、千变万化，但以苗医的理论，都可以用冷病和热病来概括说明。同时，分清冷病和热病，也就相当于掌握了病症的本质和要领，并确保做到对症下药。

## 二、五经

五经是苗医在两纲的基础上，为了进一步体现疾病性质，把疾病细分为热经、冷经、快经、慢经和夜经，合称为五经。

### 1. 热经

症状：全身发热，或自觉身热，怕热，面红耳赤，红肿热痛，目赤肿痛，口渴饮冷，小便黄而少，大便干燥，烦乱狂躁，舌红，舌衣黄或干，脉搏快等。

病因：外界热毒侵犯或体内生灵能亢奋，内火过重。

治疗方法：主要是"热病冷治"，也就是用冷性的药物治疗。如果属于外热经，就用清表热毒的药物，比如金银花、马鞭草、六月雪等；如果属于内热经，可以用苦寒退火药，比如地苦胆、功劳木、百味莲等；对于体弱的患者，则用甜凉药，连清带补，比如麦冬、菊花之类。

### 2. 冷经

症状：发冷，怕冷，颤抖，面唇青紫或苍白，口淡不渴，小便多而不清，大便稀薄甚如水样，鼻流清涕，口角流涎，四肢冰凉，舌大苍白，舌衣白或多津，脉搏缓慢等。

病因：外来寒冷邪气侵犯或体内生灵能衰弱，内火不足。

治疗方法：主要是"冷病热治"，也就是用热药进行治疗，或通过助热提火的方法治疗。如果是外冷经，就用生姜、芫荽、葱头之类的药物，起到温表冷毒的作用；如果是内冷经，就用干姜、锁阳、桂皮之类的药物，起到提火除冷的作用。

3. 快经

症状：发病突然，变化迅速，比如突然昏倒、不省人事、四肢抽搐，或突然剧烈腹痛、恶心呕吐、频繁腹泻，或突然心口（胃脘）疼痛如割、呕血不止等。

病因：大部分是因为感染而突发疾病，或受到毒邪入侵。

治疗方法：反应迅速，要像救火一样，争分夺秒，迅速控制症状。快经发病急、变化快、病势猛，必须争分夺秒予以治疗。如果神志昏迷，就以指代针掐虎口、人中等穴；如果出血，就以药物配合压迫止血；如果抽搐并伴有神志昏迷，就先用手指掐虎口穴和人中穴后，再掐四大筋脉，等患者缓过来之后，再根据病情给予相应的治疗。

4. 慢经

症状：慢经是相对于快经而言的，是对发生、发展、变化缓慢的一类疾病的统称，也有的由快经在治疗中病根未除演变而来。根据疾病不同，其表现症状也不一样，如龟症（腹部包块）、慢肛漏（慢性腹泻）等。

病因：起病缓慢，病程迁延难愈，或各种病因导致身体逐渐衰弱，内脏功能失调或逐步发生结构变化。

治疗方法：仔细寻找病源。由于慢性疾病的发生和发展变化缓慢，所以要仔细寻找病根，而后针对病根进行治疗，才能真正见效。

5. 夜经

症状：夜经是相对于昼经而言的，病情表现以夜晚为重，或夜重昼轻，或夜发昼止等。如梦汗症，为夜间汗出（盗汗）；梦行症（俗称"梦游症"），为夜间睡梦中自己起来走动，次日醒后对夜间起来走动的情况全然忘记。此外还有失眠多梦、男子遗精、女子梦交等。

病因：不同的疾病有不同的原因，如梦行症的病因，多为魂魄不收、精神失守等。

治疗方法：夜经夜治。夜经有不同的原因，所以治疗的方法也不尽相同，但多在夜晚临睡前进行治疗或用药，有的还要求在半夜用药，这样才能取得最佳的疗效。

关于经，各地苗医的总结有所不同，有五经和十二主经之说。黔东南一带苗医有五经的总结，分别为热经、冷经、快经、慢经和半边经，而贵州松桃一带的苗医则认为"一年有十二个月，疾病有十二主经"，故分为十二主经。

# 十二主经

贵州松桃一带的苗医把疾病分为十二主经，分别是冷经和热经、快经和慢经、内经和外经、强经和弱经、轻经和重经、昼经和夜经。每组经都是对应的，形成互为相反的两个方面。而十二主经的分类方法，又进一步细化且统括了所有疾病的性质、原因、病位、程度、预后发展情况。某一疾病可能归属于十二总经中的某一经，也可能归属于某几经，在一定条件下还可以互相转化。可以说，十二主经既是分类方法，也是诊断的纲领，同时还为治疗提供了重要依据。因为这十二经包含了我们前面所说的五经（冷经、热经、快经、慢经和夜经），所以下面我们只介绍剩下的七经。

1. 内经

症状：内经是指发生在内脏的各种疾病。由于发病部位不同，表现出来的症状也不一样。例如，如果是黄病症（黄疸型肝炎），就表现为身体和眼睛发黄，小便也呈黄色，而且量很少；如果是干痨症（肺结核），表现出来的症状就是咳嗽咯血、潮热盗汗。

病因：引起内经病症的原因有多种，但最终都导致内脏功能失调，甚至发生结构变化。

治疗方法：内经深治。发生于内脏的疾病，原则上应根据主病部位采用相应走中、里两关的药物（以内服为主），使其失调的功能或变异的结构恢复正常。例如：如果是黄病症，就用朴地黄、过路黄、毛毛蒿之类的药物；如果是水脏症（肾炎水肿），就用客妈叶、节草根、五虎下西山之类的药物。

2. 外经

症状：外经与内经是相对而言的，内经是指内脏中的病症，外经则是指内脏以外的各种疾病。其表现特点是内脏功能或结构完好，例如仅有头痛、身痛、发冷发热、目赤肿痛等，包括体表、皮肤、四肢关节等的局部病变。

病因：各种原因导致体表、四肢等的病变，尚未伤及内脏。

治疗方法：外经多浅治，是指外经疾病要用向上、向外作用的药物，也就是采用表毒、清毒的方法来治疗。如果是皮肤外科疾病，就用外用药或进行局部治疗；如果是外感冷毒所致的感冒，就要用表冷毒的药物，比如生姜、葱头之类的药物，使用方法是内服；如果皮肤生疗、疮等，则可用铧口菜、九里光等药外敷。

3. 昼经

症状：昼经，是指病情表现以白天为重，或者白天发生的一类疾病。其特点是昼重夜轻，或早重晚轻，或朝发夕止。例如："眉毛风"为中午时眉棱骨痛，到了晚上或夜间就不痛了；"鸡鸣泻"为黎明时分腹痛腹泻，其余时间则无明显症状。

病因：不同的疾病有不同的原因，如"眉毛风"为局部风毒集聚，"鸡鸣泻"则由体内火气不足引起。

治疗方法：昼经昼治，也就是在白天治疗和用药效果比较好。治疗昼经时，应寻找疾病发生的原因，然后再用药进行治疗。比如"鸡鸣泻"，由内火不足引起，所以在治疗的时候，要使用补火止泻的药物，在发作前用药效果更好；眉毛风的病因源于风毒，所以治疗的时候，以祛风、通散、止痛为佳，而且要在白天定时用药。

4. 强经

症状：强经是指患病后身体依然强壮，身体内脏功能尚好，也未发生严重的结构变化，如发热、箭痛、丹毒、一般的风湿病等。

病因：病邪侵犯人体初期或病邪未能触及根本，身体未衰，内脏无严重的结构变化。

治疗方法：采用直攻的方法，因为此时病邪表现亢盛，身体尚未衰弱，直接用药攻击病邪即可。具体的操作方法是采用治毒八法中的攻毒、败毒之法。如果是跌打损伤、经脉受阻等，可以用黑骨藤、马钱子、四块瓦之类通气散血止痛；如果是腹胀便秘，可以用土大黄、巴豆进行肛门赶毒等。

5. 弱经

症状：弱经是指患病后体质变得衰弱，内脏功能不足或受损，或结构改变。不同内脏的亏损或结构改变，引发的症状不一样。例如：肾弱表现为腰酸痛、膝无力、性功能低下等；血弱表现为面唇苍白无血色、全身软弱、易疲劳等。

病因：由久病、重病、身体气血消耗、内脏亏损等造成。

治疗方法：弱经宜补，因为此时身体比较衰弱、内脏气血亏损，所以要用补衰扶弱药物或方法进行治疗。例如：肾亏用锁阳、枸杞等药物；血亏用血藤、鸡矢藤、当归等药物。

6. 轻经

症状：轻经是指病情比较轻的疾病，属于轻症阶段，如感冒初起、轻度腹泻、局部浅表类疾病等。

病因：不同的轻经有不同的病因，但总的来说，轻经病邪浅，病情轻，病程多为起始或恢复阶段。

治疗方法：轻经药轻。也就是说，在病情比较轻的时候，用药宜用轻剂调理，包括药质轻、药量小、药味少、药效平和等，或采取食疗的方法进行治疗。

7. 重经

症状：重经指的是病情比较危重的一类疾病。重经既可突然发病即表现深重，也可由轻经失治、误治发展而来。不同疾病的重经疾病有不同的症状表现。

病因：重经为病邪过于暴烈或人体毒重、病深所致。重经在疾病的早、中、晚期均可出现，早期为暴病重病，中期为病情加重，晚期治疗无效，为病情恶化。

　　治疗方法：重经药重，指病情深重时，治疗用药宜用重剂大方。重剂一般指药量重、药味多、效力强，但在苗医用药上，一般药味较少，效专力宏。临床上对重症的治疗方法，则多管齐下。如果疾病表现出来的是重经兼弱经的情况，那么治疗的方法就是攻毒和补益并用。

　　总体上来讲，各经疾病可单独出现，也可多经并存，而且以后者为多，这就导致了疾病的复杂性。例如：突发的"朱砂翻"（相当于中暑之类），来势凶猛，病情重，这种情况一般由热毒所致，并同属快经、重经和热经疾病。

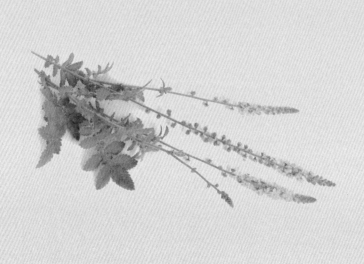

# 第二章
# 苗医的诊断方法

苗医在对疾病的诊断方面有着极为丰富的经验，而且方法多样，各地苗医还用一些口诀来进行总结，比如"一视身，二察色，三观奇象，四号脉""一观神态二察色，三视男女当有别，四望年龄看四季，五取各部细号脉，第六细问再触摸，百病疑难有窍诀""小儿疾病最难明，仔细观察看指纹，根赤必是阴隔事，根青必是水相会，血到力功实难救，纵是名医枉费心"，等等。而这些诊断口诀，都是各地苗医在实践的过程中积累出来的经验和做出的总结。从总体上来说，苗医对疾病的诊断主要有望、嗅、问、号、听、摸、弹等主要诊断方法，只是各地苗医的侧重点不一样。

# 望诊

　　望诊，俗称"看诊"，就是医生通过眼睛对病人的全身或有关部位进行观察，从而达到了解和诊断疾病的目的。望诊是苗医使用最广泛的方法，其内容也十分丰富，具体来说，主要有望形态、望神志、望面色、望眼、望四毛、望耳、望口舌、望鼻子、望指甲、望手掌等。

　　1. 望形态

　　病人的形体、姿态与疾病有密切的关系。也就是说，病人身体的强弱与其内脏功能是否正常相互联系。如果身体健壮，那么生病之后就容易治疗，而且很快就能康复；如果身体虚弱，那么生病之后就不好治疗，而且康复的过程也比较慢。望形态就是观察病人的动静姿态与疾病有关的体位变化，因为不同的疾病，可以从不同的形态中表现出来。比如：通过望形态可以辨别疾病的冷热性质，如果病人呼吸度大，喜欢仰卧，不盖衣被，那就是热病；如果病人蜷曲而卧，双手抱胸，且盖很厚的被子，那就是冷病。

　　在具体的病症上，以手按腹的多有胱腹疼痛，腰弯而行者多有腰痛；发病时双臂舞动，是"岩鹰闪翅惊"的主要症状；发病时脚抖、节律性抽搐呈骑马状，是"骑马惊"的主要症状；发病时手足抖动、面红气促，是"喙慕惊"的主要症状；发病时鼻翼扇动，伴气促、发热、咳嗽、胸痛，是"飞蛾症"的主要症状；发病时突然昏倒，角弓反张，牙关紧闭，是

"翻腰惊"的主要症状;发病时突然腹痛,如鲤鱼摆滩状,辗转侧弯,痛则汗出,是"鲤鱼摆滩惊"的主要症状;发病时头往下拱,伴有身重、头痛,是"母猪翻"的主要症状。

2. 望神志

神志是一个人精神、意识、思维和意志的体现,也是人体生命活动的外在表现。一般情况下,判断人体体质的强弱,常以神志为客观标准之一。神志旺盛的人,意志坚强,生病了容易治疗,康复得也比较快;神志衰弱的人,一般比较多病,治疗起来比较难,康复起来也比较慢。

病人的神志盛衰变化,可以从语言、眼神、举动等方面的改变观察出来。苗医望神志,多注重观察眼神、进食、喝水、持筷、持羹匙等有无异常变化。比如:眼神灵活,进食响声清脆、有力,那么即使生了重病,也容易治疗;如果眼神萎靡不振,进食声微,持筷、持羹匙无力,甚至不能持筷自食,见食生厌,表情痛苦,那么治疗难度就比较大,康复得也比较慢。所以,苗医有"胃能纳,百病可治;胃不纳,百病难医"之说法。

望神志又有上午、下午、白昼、黑夜等时间之分。一般来讲,上午神旺,下午神衰;白昼神旺,夜间神衰。如果是这个规律,就说明神志正常;如果正好相反,那就说明神志失常。对于重危病人,如果神志本来很衰弱,却突转容光焕发,有的甚至很能吃,那么这种情况就称为"黄泉路食",是临死的征兆,一般很难救治。

神志异常还可见于某些精神疾病(在苗医中属于魂魄疾病范畴)。比如:平时比较呆滞,反应迟钝,多为"呆子病"(魂魄衰弱);感情淡漠,少言沉闷,哭笑无常,多为"魂魄不守";烦躁不安,呼吼怒骂,打人损物,不知羞耻,多为"疯子病"(魂魄不安);发病时突然昏倒,神志不清，四肢抽动，为"魂体相离"。

此外，根据发病时的表现特点和发出的声音来看，具体又分为"羊癫疯""猪母疯""马疯""牛疯""狗疯"等。

### 3. 望面色

望面色，就是观察病人面部的颜色和光泽，从而达到了解其内在疾病的目的。正常人的面色多为黄红相间，而且带有光泽，这是体质强健的表现；而如果生病，面部色泽就会发生异常。

一般情况下，如果面部色青，就是冷毒内蕴，若左侧面色青重于右侧，表示肝架有病，右侧面色白中带青重于左侧，表示肺架有病；如果面色发黄，多为黄病症；如果面色苍白，多为久病或血弱症；如果面色长时间发红，多为心架有病；如果到了下午就面红如熟桃，多为干痨症（结核）；如果面色暗淡而黑，多为肾有病；如果面部油红而腻，无眉，多为"麻风症"。

病情发生转变，也会从面部表现出来。例如：如果面部暗黑自上而下伸延，多为病由轻转重的过程，延伸到双颊，多是危重病的现象；如果久病重病，突然转容光焕发，为"绝色症"，名为"心经断绝"，是重危之象；如果面黑如土色或发花愈（俗称"土花赫"），那就很难救治了。

### 4. 望眼

望眼主要是通过对病人眼球的形状、活动、色泽进行观察，进而对病情做出诊断。俗话说"眼睛是心灵的窗口"，而在苗医看来，眼睛是人体生灵能灌注的焦点之一，有高度的灵敏性，许多内在的疾病都可以从眼球反映出来。例如：如果眼睛黑白界不清，色滞，视物模糊，反应迟钝，出现各种视觉异常现象，那么多半是内脏出了毛病。

具体来说,望眼主要有如下几种。

(1)望眼球色泽。如果色红或血丝缠珠,多为热病,如内火重、各种炎症等;如果色苍白,多为冷病、慢性消耗性疾病,如血弱症、蛊虫病等;如果色黄,多为黄病症(肝架疾患,如急性肝炎、阻塞性黄疸等)。

(2)望眼球形状。如果是漏睛(睡觉时眼闭不全),多由小儿惊骇症引起;如果眼下陷,为上吐下泻病人或病危的症状;如果双眼球突出,多为"突眼病"(甲状腺功能亢进),单眼球突出则多为内眶病变;如果瞳孔变为椭圆形,多为眼眶内肿瘤、青光眼等疾病;如果瞳孔缩小,多为炎症和中毒症;如果瞳孔扩大,多为外伤引起,或者各种死症;如果眼珠有白斑、云翳,多为白内障。

(3)望眼球活动。眼为五官之首,受大脑指挥,可以上下左右随意转动。如果转动不灵,或者出现斜视、直视、上视等现象,即为多种疾病所致。例如:如果两眼翻白,多为被骇严重、惊风抽搐或者病情危急;如果两眼直视,多为外毒入侵比较重,若处理不好,恐会有生命危险;如果两眼斜视,多为抽搐发作,情况比较危急;如果两眼发呆、转迟不灵或白多睛少,则一般(小孩)为惊吓所致,严重的话,甚至会导致失魂落魄。

(4)望眼睑。如果眼睑发肿,多为水湿之毒所伤引起的"水肿症"。

5. 望四毛

四毛是指发毛、眉毛、睫毛、毫毛(即汗毛)。四毛的形态、色泽、分布等和人的性别、年龄、体质等都有很大的关系。四毛的异常变化,即为病毛,是内脏疾病反映于四毛的外在表现。因此,医生可以通过观察四毛,来协助诊断疾病。

（1）望发毛：发毛即头发。正常发毛乌黑油润且有光泽，中老年人头发斑白或全白，光泽稍减而稀疏，不属病发。病人发泽无明显改变，是病情轻而易治，若病中发毛失去光泽，枯槁而乱，则为重病久病之象，治疗较难。少年发白，老年发黑，由于先天体质差异，可不作病论。

（2）望眉毛：通过观察眉毛的光泽、分布、动态等情况，以协助诊断疾病。眉毛一般以顺而不乱、荣润光泽而黑，两端尖、中间大为健康，如柳叶眉、关刀眉等。如果眉乱失泽，皱眉时眉毛不举，则为重症病象，苗医称之为"眉下坎"，又叫"倒山眉"。

在苗医看来，人的七情变化，都可以从眉毛上表现出来。眉乱为心乱，心乱则致病；眉开为心喜，心喜则病除；横眉竖眼为心怒，心怒则致病；愁眉苦脸为心忧，心忧也致病。冥思苦想眉多皱，思虑成疾；双眉紧锁为痛苦；眉光秃而面腻，多为麻风病；年迈眉粗，花白长垂为"白眉"，是年老体壮的高寿之象；眉如新月，多主聪慧贤明；少年眉乱细软失泽，主体弱多病；眉高耳高，主体壮聪俊；眉低者寿命多不长；眉宽者心宽；眉粗硬者性刚强；眉竖者多惊恐。

（3）望睫毛：睫毛最大的优势，就是如两扇大门一样，成为保护眼珠的前哨。正常人的睫毛整齐、光泽、灵敏，凡遇风沙、烟火、尘埃等外来袭击时，它就敏捷地关上大门，保护眼球。而望睫毛也是医生诊断疾病的方法之一。

凡是睫毛不举，或举而不灵为重病，举而灵多为轻病；双睫毛举而不闭，是"突眼病"（甲状腺功能亢进），单眼睫毛举不全而闭多为中风症（神经麻痹症）；倒睫，是毒侵光窟（睫毛囊化脓性炎症），痊愈后形成瘢痕收缩，使睫毛倒向眼珠，刺伤黑白眼珠，畏光流泪，长期有异物感，最后导致失明；秃睫，是光窟积毒（睑缘炎、化脓、溃疡）脓液呈胶黏混浊，睫毛呈束状脓痂，清洗脓痂时，睫毛随之脱落，治愈后，毛囊被破坏而呈秃睫。

（4）望毫毛：毫毛又称为汗毛，其长短、粗细、多少，常因人而异。一般男性的汗毛比女性的多，粗而长；大人的汗毛比小孩的多，粗而长，但有的新生儿汗毛多细，密长，随着年龄增长，逐渐变为粗稀短。医生在对病人进行诊断时，主要是看汗毛的色泽、顺乱等情况。正常人毫毛以顺皮肤纹理倾斜，黑黄而润。如果不顺皮肤纹理，错乱、失泽、枯黄，则是内脏疾病的反应；如果毫毛竖而卷曲，多为慢性病；如果倾斜不乱，荣润光泽，则为病轻，康复得比较快。

一般情况下，望毫毛主要以望两鬓角下、两肘以下、两膝以下等部位较有诊断价值。如果毫毛竖乱、枯槁、失泽，一般为病重，预后欠佳；如果毫毛没有明显变化，多为病轻，预后良好。不过，也应该注意，毫毛多、长、密的人群，其毛几乎都有不同程度的乱而卷，但这些现象都不是病象。

6. 望耳

耳朵的主要功能虽然是用来听声音，但身体内的许多病变也会在耳朵上有所反应。所以，医生也会通过对耳朵进行观察来诊断疾病。

一般情况下，望耳主要观察两个部位。第一，望耳壳，耳壳即耳朵的外壳。正常情况下，耳壳厚大红润，是健康之象。耳壳枯黄而薄，多为气血不畅或先天不足；耳壳枯黄，薄而透亮，多为冷病或久病表现；耳壳紫红，多为热病；耳壳背面现红筋，是痘疹类疾病前兆。第二，望耳根，耳根又名耳垂或耳尖，耳根丰满红润为正常，如果耳根枯槁，一般多为慢性病。

7. 望口舌

口为食窟，是水和食物进入人体内的通道，而且与气道相通，是人体最为敏感的器官之一，人体内的众多疾病也会从中反映出来。望口舌，包括望口、望舌两个部分。口即口腔、口唇，舌即舌条，包括舌质、舌苔等方面。望口舌主要是观察口舌的色泽、形态等变化情况，从而对疾病做出诊断。

（1）望口。

①望口腔。正常人口腔内的皮肤黏膜呈粉红色，色泽明润，如果出现异常，多为口腔局部和体内多种疾病的反映。

如果口腔黏膜呈红色，多为热病；如果色淡苍白，多为冷病；如果色紫暗而黑，多为重病之象；如果口腔黏膜近白齿处出现像小米一样细小的白色斑点，周边红晕，周围的黏膜呈红赤色，多为"奉敬痘"（麻疹）初期的征兆。

②望口唇。望口唇主要包括望色泽、形态两个方面。正常人口唇红润光泽，柔软自如，厚薄适中。如果口唇苍白失泽，多为慢性病、冷病、血弱症；如果口唇青紫或呈紫色等，多为热病，颜色越深则病情越重。

小儿口唇红厚，多为体健易养；妇人唇红而厚，多为体强易产。

孕妇唇淡，谨防难产；孕妇口角白而干者，疾病将至；孕妇口唇俱青，时时吐涎，母子难全。

久病而嘴唇突然变成红色，多主病危，预后不佳；如果嘴唇上部的人中穴颜色发白，多主病情危重。

久病而见唇口开合频频不能自控，多为重病。重病而见上唇短缩，不能盖住牙齿，为病危之象，很难治疗。

（2）望舌。

①望舌质。又称望舌体，主要包括望舌质的颜色光泽和形状姿态两个方面。正常舌为淡红舌，光泽灵动。如果舌质发生异常，则为病态，主要表现为以下几个方面。

首先，观舌色。正常舌色为淡红色，白里透红，红色适中，红活鲜明。

舌质淡白，多为冷病。舌质红绛，多为热病，其中红为热轻，绛为热重。

舌紫而干，多为热病。舌紫而润，多属冷病。

舌紫润有青筋或舌青者，多为冷病，舌蓝如染布，多属病危之象。

其次，看舌形态。正常舌体，应该是大小适中，不薄不厚，舌面光洁无裂刺，有薄白苔分布，舌下络脉暗红。

舌面有鼓起的小点，颗粒增大呈尖锋状突起，摸上去还感觉刺手，为芒刺舌，主热病。舌肿大而干红，舌体瘦，枯萎无津而色红，舌面生疮，多为热病；舌肿大而淡润，舌有齿印，多为冷病。

舌体出血：舌红为热病，舌淡为冷病。

舌体红肿而且疼痛，是积热成毒。

舌下长一条似舌非舌，半月形状，将大舌往上顶，叫"重舌"，多为热病。

舌生恶肉，头大蒂小，溃烂而臭，是为"舌菌"，多为热病之象。

舌强硬，转动不灵，多为病危或中风之象。

病中舌短，难以伸出口外，主病危难治。

久病重病，舌长伸出口外，难以回收，为气绝之危象。

②望舌苔。舌苔，又名"舌菌子"，是舌体上附着的一层苔垢。望舌苔，主要是观察舌苔的色泽、厚薄、润燥、有无等变化，以诊断疾病。正常的舌苔，比较薄，呈白色，有光泽，津液不多不少，干湿适中。

舌苔过湿，多为外冷病；舌苔过干，多为外热病。

舌苔黄色，多为热病；黄而干，多为内病重；黄而湿，为冷、热相兼。

舌苔灰而干，主内热病；舌苔灰而湿，主内冷病。

舌苔黑而干，主内热病重；舌苔黑而湿，主内冷病重。

舌苔过薄，主病轻；舌苔过厚或者没有，主病深重。

8. 望鼻子

望鼻子，主要是观察鼻子的色泽、形状、动态三个方面。正常的鼻子，有光泽，鼻内淡红，有少许鼻毛。

鼻尖呈红色或黄而无泽，鼻内淡白等，多为冷病；鼻尖呈白色或青色，鼻内潮红或赤肿等，多为热病。

鼻尖白而干枯，为重危之病；鼻尖转润，为转危为安之象。

鼻尖青黄，多见于尿急病；鼻尖色黑失泽，多为肾病。

男子鼻翼色黑，下连人中穴，多为阴茎、睾丸有问题；女子鼻翼色黑，多为妇科之疾。

病中鼻黑如烟熏或者鼻子斜歪，多为难治之危症，预后不良。

9. 望指甲

望指甲是指医生通过对病人的指甲色泽、形状和韧性进行观察，从而推测病人体内疾病的一种诊断方法。正常人的指甲色泽淡红，平滑润泽，质地较为坚硬，以手内压或外扳指甲尖部时，指甲中部可见一白色区，周围呈红色，放手后即恢复原来的色泽，表明气血充足且运行流畅。若指甲的光泽、形状、韧性发生变化，则是体内疾病在指甲的反映。

（1）望色泽。

白色：指甲苍白，按下去之后回血缓慢，多为冷病、血弱病、产后体虚等。

红色：指甲红赤，按下去之后回血很快，多为热病，如果红而紫，说明病情比较重。

黄色：指甲黄色，多为热病，一般是肝胆之病。如果黄而鲜明，一般比较容易治疗；如果黄而晦暗，一般比较难治。

青色：指甲色青，多为冷病，如果是久病，多为重病，预后欠佳。

黑色：指甲乌黑，多为热病，如果是久病，同时伴有四肢冷，面色发黑，多为病重，很难治疗。

半月白：指甲根部有一半月状白晕，称为"半月白"。正常人半月白较小或不显，若半月白增大，多为肾亏、房事过度所致，一般已婚青年比较多见。

（2）望形状。

平翘甲：正常的指甲形状呈瓦背状，光滑平整，如果出现扁平或中间凹陷，周围隆起，则称为"平翘甲"，一般多为肝虚、慢性病。

横鼓甲：如果数根或全部指甲中心呈一横条鼓出，名为"横鼓甲"，一般为心虚或心架功能不足。

撮瓢甲：指甲呈撮瓢形，多见于孕妇或疳积病小儿。

竖破甲：指甲呈破裂状，多见于钩虫病、老年性指甲退化等。

10. 望手掌

手掌的部位是：下至腕关节横皱纹，上至各指基节的指掌横纹，共包括大鱼际、小鱼际、手掌心三个部分。大鱼际位于大拇指的下部扩纹以下，部位直至腕扩纹，此部位肌肉丰厚形似鱼腹，所以叫大鱼际；小指掌根扩纹以下，掌边的扩纹叫小鱼际，掌中间部位为掌心。

望手掌时，光线要充足，伸掌要自然，肌肉要放松，且要注意鉴别因气温、光线、摩擦等造成的假象，以免发生误诊。

（1）望手心：手心即手掌心。正常人手心平坳，四周隆起，形似"盆地"状，荣润光泽，纹理清楚，呈健康之象。若掌心红，多为热病、高烧；掌心苍白，多为冷病或血弱、蛊虫病；掌心苍白多汗，为热病初起；久病见手心多汗、苍白发凉或呈紫色，多为冷病；手掌心干燥开裂，多为冷病或鹅掌风。如果患者是幼儿，可以让其握拳后，突然放开，再看手掌四指指腹压迫掌心的部位有一圆圈，如果是红色，多为受惊骇，如果是黑色，一般是因风雷而受惊。掌心下（掌板部）瘦薄肉少，干燥不泽，多为冷病或不孕不育之症；如果此处皮肤粗糙黑暗，则为冷病。

（2）看大鱼际：正常大鱼际丰满肥厚，柔软润泽，棕黄略透红色。

大鱼际暗淡不泽，多为胃病；有鸡蛋形暗区，多为消化不良。

大鱼际有一直线形黑影（脉络影），多为"中邪"（苗医的一种病名）。

大鱼际有一弯曲或圆形阴影（脉络影），多为"水邪"。

大鱼际枯萎潮红，而且眉毛脱落，多为"大马风（麻风病）"。

大鱼际黄而枯瘦，多见于慢性病、冷病。

大鱼际色白失泽，多见于血少体弱、寄生虫病、摆子症（疟疾）。

大鱼际色黑，多为冷病、血脉不和。

大鱼际色红多汗，多为热病。

（3）看小鱼际：正常小鱼际丰满肥厚，有光泽。如果枯燥色黑，多为肾病、冷病。小鱼际肌肉萎缩，色青黑而暗，多为不孕不育之症。小鱼际及各指尖掌面色红，刮一下就退色，然后又迅速变红，多为慢性肝病。

# 嗅诊

嗅诊是通过用鼻子闻病人身上的气味来断定病情、病证、病势的一种诊断方法，主要有嗅口气法、嗅排泄物气味法、嗅分泌物气味法等。

1. 嗅口气

口气腥臭者，多为热病，与口腔、牙龈、牙齿、胃、肺等疾病有关；口气酸臭，多为热病，与消化不良有关；口气腥臭，而且有黄痰脓血，多为热病、肺脓病；呼气味臭，而且有脓鼻涕，多为热病、脓性鼻炎；口气长期有酸臭味，多为慢性胃病。

2. 嗅排泄物气味

排泄物主要指大便、小便、汗液等。大便焦臭，多为热病；如果腥臭，多为冷病。小便混浊而臭，多为热病；如果清而无臭，多为冷病。排气酸臭或腐蛋臭，多为热病、消化不良。汗出后有酸臭味，多为热病。如果是传染病，则酸臭味更浓。

3. 嗅分泌物气味

月经恶臭，多为热病；如果腥臭，多为冷病。白带臭而黄，多为热病；气腥而稀薄，多为冷病。脓液味腥而不臭，为正常气味；如果腥而恶臭色黄，多为热病。脓液无腥臭，质稀薄，经久不愈，多为冷病。

# 问诊

问诊是医生对病人或其家属、陪伴者进行有目的的询问，以了解病情、判断疾病的一种诊断方法。主要包括问病史、问疼痛、问冷热、问汗出、问吃喝、问经带、问二便、问睡眠、问年龄、问姓名等。问诊也是苗医重要的诊断方法之一，有的地区甚至将其视为诊断疾病的首要方法。比如镇宁的苗医就以问诊为主，并采用"问病拿药"的治疗方法。

1. 问冷热

冷即怕冷、发冷，热即怕热、发热。以病人主观感觉为主，有时可结合摸诊发现。冷和热可单独出现，也可同时出现。

一般来说，初病发冷发热，或先热后冷，或先冷后热，或冷热并见，或发热不退，多为热病。长期发冷、怕冷或低热，多为冷病之象。先发冷打抖，后发高烧，而且是有规律地发作，一日一次或两日一次，多为"摆子症"，也就是疟疾；如果以发高热为主，多为"烧热病"，也就是流行性感冒。

2. 问疼痛

疼痛是病人的主观感觉，必要时须结合望诊、摸诊进行。问疼痛主要是问清疼痛的部位、性质、时间等。一般来说，除放射性牵扯的疼痛以外，痛处即发病部位。

（1）问头痛。头痛初病者多属热病，久病者多属冷病；痛在眉棱骨处，多属"眉毛风"；痛在前额及四颞部，多属鼻病；半边头痛，如果时常发作，则多为"偏头风"；长期阵发性头痛，多为"头风病"。

（2）问胸痛。如果是前胸痛，多为心肺病；如果是胁肋疼痛，多为肝胆病。初病急痛多属热病，久痛隐痛多为冷病。

（3）问腹痛。上腹部心窝痛是胃病，中腹部或肚脐周围痛，多为蛔虫病，下腹部痛多为膀胱病、子宫病。小腹胀痛，并有软性包块坠入阴囊或外突，多为"漏肠"（疝气）。腹部初痛、饱痛、热痛、胀痛、绞痛、刺痛、百日痛、怕揉按、喜冷敷，多为热病。腹部久痛、饿痛、隐痛、冷痛、喜揉按和热敷，多为冷病。

（4）问腰背痛。背部疼痛，多见于心、肺、肚、肝等架组疾患，腰痛多为肾病、外伤和劳损，如果因为干重体力活导致腰痛，则多为受到外力所伤。急痛、胀痛、热痛，多为热病；慢性冷痛、木痛、酸痛、隐痛，多为冷病。

（5）问关节痛。关节痛，主要是指四肢关节疼痛。关节痛与季节气候变化有关，如因天晴或者下雨而发作，多为风湿痛。冷痛、重痛、木痛、活动不便，阴雨天发作加重，多为冷病，如"冷骨风""冷肉风""麻木风"等。局部关节红热胀痛，天气炎热时发作加重，多为热病。针刺样疼痛，多为瘀血；如果以胀痛、窜痛为主，多为气滞所致。

（6）问肌肉痛。肌肉痛往往与关节痛一起出现，但应结合病灶望诊，如果是表皮痛而且有红肿硬结，多为疔；如果是皮下痛而红肿发硬，多为丹毒。肌肉痛而红肿发硬，多为痈。这些病由于发病急，病程短，多伴有红肿热痛，多属热病，当用冷治。反之，慢性发作，痛不明显，多为冷病，当用热治。

3. 问汗出

汗指汗水，医生可以根据病人有没有出汗、汗水的多与少、出汗时间及部位等来判断疾病。初病有汗，多为热病；无汗，多为冷病。夜间睡眠中出汗，多为"富贵病"。病中大汗不止，多属重危之症。汗热身热，多为热病；汗冷身冷，多为冷病。半身汗出，多为风湿所致。

4. 问吃喝

吃喝是指病人饮食情况，包括食欲、食量、口味偏好等。一般情况下，病后喜欢喝冷水，多为热病；不喝水或喜欢喝热水，多为冷病。病后多吃但容易饿，多为热病。平素有烟酒嗜好，病后不禁烟酒，多为病重。恢复嗜好，多为病情好转之象。病后能保持平时嗜好，多为病情较轻，易于治疗。喜欢吃泥土、生米、大便等异物，多为蛔虫症；喜欢吃自己的衣襟、布扣、生米，多为钩虫病。

5. 问二便

问二便主要是问病人大小便排出量、时间、颜色、性状特征，包括排气情况、二便排出时的感觉等，以此来推断疾病。为了避免误诊，结合望诊、听诊进行，这样得出的诊断才更可靠。

（1）问大便。正常大便为浅黄色，不干不稀，排出通畅，每一日一次或两日一次。若排便困难，干如羊屎，次数减少，为大便"干结"。初病，多为热病；久病，多为冷病。若大便稀烂，甚至如水样，次数增多，为"水泻"。大便酸臭，夹食物残渣，排气奇臭，多为消化不良。大便色黑如沥青，多为"胃出血"，以冷病多见。大便深红，时溏时秘，因嗜酒而发，为"酒痢"。大便暗红如酱，其气腥臭，为"腥臭痢"（阿米巴痢疾）。大便后滴血，多为"内痔疮"，在大便干燥时易于发现。大便灰白，多为肝胆疾患，以胆道受阻多见。每日鸡叫时，即腹痛、解稀便，为"鸡鸣泻"，多属冷病。病中大便失控，是病情重危之象。

（2）问小便。正常人的小便呈浅黄色，澄清透明，排出畅快，每天

2~5次不等，可随气候而变化。雨天、冷天、休息时间稍多而清亮，热天、晴天、劳累后尿少色黄，属正常现象。

病人发病时，问其小便情况，可以协助诊断疾病。一般来说，小便黄少灼热，涩滞不畅，或尿频、尿急、尿痛，多为"尿急病"（泌尿系感染），属热病之一；小便不黄不热，尿少而清，多见于水肿病，初病多为热病，久病多为冷病；小便清冷、量多、失控、自遗，多为冷病；小便如米汤样，色白混浊，为"白酱尿"，又名"白淋症"，为过度淫欲或毒伤肾架所致；尿中有砂石感，或尿线突然中断，为"砂石尿"（泌尿系统结石），多属热病。

（3）问排气。正常情况下，少有排气，即使排气，不是很臭。若排气频繁，而且酸臭，或者奇臭，多为消化不良；如果腹胀如鼓，疼痛剧烈，不排气，也不排大便，多为"绞肠症"或"塞肠症"（肠梗阻）。一旦排气，说明肠子已畅通。

6. 问经带

经是月经，带是白带，这是妇科的重要诊断内容和依据，不可不问。必要时，结合望诊会更可靠。

（1）问月经。问月经必须问清经期、周期、数量、颜色、性状、末次月经、初潮年龄、停经时间等。正常情况下，月经在14岁左右初潮，50岁左右停经，每次周期28天，经期3~6天，量适中，色正红，不稀不稠，不夹血块，经来时小腹有轻度酸痛或有腰痛，也有的痛感不明显。

一般来说，月经提前，或一个月来两次，颜色鲜红或紫红，质地黏稠，多为热病。如果月经推后，量少色淡，稀薄，多为冷病。经来腹痛如刺，夹有血凝块，多为内有瘀血。停经两个月以上者，要分清是怀孕还是闭经。如果是怀孕，会有早孕反应，无其他病象。月经淋漓不止，为"漏经"。月经量多，或者大出血，势猛如山崩，此为"血崩"，如果不及时治疗，会有生命危险。

（2）问白带。问白带主要问清白带的量、颜色、性状、气味等。正常情况下，妇女的阴道会有少量白色透明且无特殊臭味的分泌物，因其色白，质稠如丝带，故名"白带"。若白带量多，色黄或绿或赤，稠浊奇臭，多为肾、性两架有火，属热病。若白带量多、色白、稀薄或清冷，无臭味，或带有腥气，为肾、性两架生灵能不足，为冷病。

### 7. 问睡眠

问睡眠主要是医生询问病人睡眠多少、入睡难易、做梦情况等，以推断疾病。若病人短时期烦躁不安，不易入睡，或多梦易醒，醒后不能入睡，多为热病。若长期不易入睡，或多梦易醒，或神疲，经常不自主入睡，多为冷病。若睡梦中爬起四处游走或做其他事情，然后又重新入睡，次日醒后却全然不知夜里的所作所为，则为"梦忡"（梦游症）。

### 8. 问病史

问病史主要是问病人现在和过去的发病情况，以了解到底是初病还是旧病复发，以及有无传染性、遗传性的可能，来达到对疾病有一个系统、全面的认识，从而确定疾病的预后，拟出有效的治疗方法。

### 9. 问年龄、姓名

问年龄，主要是为了掌握用药情况，不同年龄，用药各有其特点，如年幼或年老者，用药多轻，药性多缓和。青壮年患者，用药当重，药性多猛烈，必要时要结合性别、体质、气候、身体状况，如哺乳期、月经期、孕期、产前产后等具体情况来具体用药。

问姓名，主要是医生在结合某些诊疗方法时（如化水、赎魂、念咒等），要念到病人的姓名。这些诊疗特色，一直为苗医所沿用。

# 脉诊

　　苗医的脉诊方法有鲜明的民族特色和丰富的文化内涵，主要表现在其诊脉部位较多，各脉位所主的疾病不同，方法也各异。苗医将脉象称为大脉（像马奔腾一样），切脉也称为摸脉和号脉，一般可根据脉象的节律、速率、强弱、形象变化等来诊断疾病。苗医认为诊脉的时间以清晨为佳（地支脉除外），平时诊脉也要选择清净的环境，并至少要让患者休息10分钟以上，来保证脉象能反映病情的真实情况。号脉时，医生要凝神定志，以手指按在患者体表有脉搏动的重要部位，所取脉位有头部脉、颈部脉、上肢脉、胸部脉、下肢脉等。

　　1. 头部脉

　　（1）太阳脉：太阳脉在太阳穴部位，此脉一般用眼便可观察。若此脉快，紧张而有力，则多为外感风毒、热毒所致的中暑、感冒等病。

　　（2）耳周群脉：有双耳门前脉、耳后高骨下脉、双颌下脉三处。此三处脉的所主病症基本相同，快而有力为热病，一般会有头痛发热等症状；慢而无力为冷病，多为各种慢性病。

　　2. 颈部脉

　　颈部脉在颈动脉处，用目视和手摸均可，如目视便可看出，多见于蛤蟆症。如果同时发现喉部向外鼓起、吞咽口水困难等症状，则属于天钓、内钓等外感风邪。

3. 上肢脉

上肢脉又称为"上马脉"，其脉位包括肘脉、腕后关脉、禄脉、五指脉四个部位。上肢脉也有主上半身病症之说。

（1）肘脉：位于肘部外侧。此脉节律紊乱，多主消化道疾病，如果此脉消失，则主病情危重，预后不良。

（2）腕后关脉：腕后关脉分外关、中关、内关。

外关：位置在掌后腕横纹的外侧端。此脉急、快，主热病，可有高烧、头痛、周身痛、四肢无力等症状。此脉慢而弱，则为冷病。

中关：位置在掌后腕横纹线的中部，此脉急、快，一般主热病，有火重、肚腹痛、恶心呕吐、腹泻等症状。

内关：位置在掌后腕横纹线的内侧。此脉急、快，为热重，有烦躁不安，甚至抽搐等症状。此脉慢而弱，则为冷病。

（3）禄脉：又称"总脉"，是诊断疾病的主脉，位于腕部桡骨内侧缘，从远心端依次为上、中、下三部，相当于中医腕部的寸、关、尺脉位。苗医一般将脉象分为大脉、小脉、快脉、慢脉、不节脉、喜脉等。

大脉：脉搏宏大有力，主热病。来强去弱为热盛而体虚，来去均强为实热。在上为树界洪热，在中为土界热甚，气胀满，在下部主水界或下肢疾病；脉大而缓，按之无力多为暑热所伤或因惊骇汗出之病；脉大而浅，按之绵软而中空为内外受火或失血。

小脉：脉来细小，主冷病。细直而软，形如细线，多为忧、思、愁、恼所致的内损或失魂、痨病等。

快脉：正常成人的脉搏为一次呼吸中脉搏跳动 4~5 次，超出 5 次，为快脉，主内外发热，心、肺架有火，多为外感和急性热病。

慢脉：一次呼吸中脉搏跳动少于 4 次，为慢脉，主体内冷盛、风湿病深入或久病内体虚损能量不足。

转索脉：来去皆有力，左右转动如转索并弹人手，主疼痛、风寒之病。

张弓脉：脉来长紧如弓，主受惊吓、忧思恼怒、失魂落魄、摔伤等症。

豆脉：脉似黄豆，滚动如珠，来去皆短。主冷热疼痛、受惊被骇、急性腹泻、抽筋、男人死精、女人崩漏或痛经诸病。

落花脉：脉大而散乱，浅有深无，有来无收，次数不齐，有如落花之状。主因惊骇所致，绵延日久，往往病情较深，也见于一些临终的病人。

微脉：指禄脉极为细弱而难以摸到，主危症。

喜脉：喜脉即妊娠脉象。根据喜脉的搏动情况可以推测妊娠与否及胎儿的性别。停经后双手禄脉圆滑，多为妊娠；左手上部脉更为圆滑有力，多为男孩；右手上部脉比左手上部脉更为圆滑有力，多为女孩。左手中部脉比右手下部脉搏动有力，妊娠多成功。右手下部脉比左手中部脉搏动有力，虽妊娠但易流产。

（4）五指脉：是医生以拇指和食指的指腹捏按病人各手指第一节和第二节两侧的脉搏，用以诊断病情的一种方法。脉搏快而有力为热病，慢而弱为冷病。

拇指脉：此脉快而有力，主头痛、头昏，为惊骇所致。

食指脉：此脉快而有力，主冷、热间发，恶心呕吐等，为外感所致。

中指脉：此脉快而乱，主心痛、胃痛等。

无名指脉：此脉急而乱，病情早轻晚重。

小指脉：此脉急强，病情日轻夜重，主下身疾病，如带症、月家病（月子病）、阴囊等疾病。

4. 胸部脉

胸部脉在左乳房附近，从上到下分为天脉、地脉、命脉三部。天脉在左乳房上方，地脉在左乳房右方，命脉在左乳房下方。此三部脉太弱，主多种"翻"类疾病（如"朱砂翻"、"代构翻"、"大能翻"等），过强多主心架疾患。

5. 下肢脉

下肢脉又名"下马脉"，分内踝脉、外踝脉和足背脉三处脉位。

内踝脉：在内踝上三寸和内膝下三寸处均可同时摸到。此脉极弱或停搏，多有下肢疾病或危重病。

外踝脉：在外踝上三寸和外膝下三寸处均可同时摸到。正常此脉较弱，若此脉较强，主下肢疾病，如各种丹毒、疔、瘢等。

足背脉：位于足部第一、二趾间后一横指处。此脉无异常变化为轻病，此脉消失为重病，预后不良。

苗医的脉诊各地虽不尽相同，但基本上大同小异。而且，苗医的诊脉部位十分丰富，其中有20多处是千百年来诊病的经验总结。不过，在实际的临床中，还要根据病情的具体情况有针对性地取脉，数脉合参，以了解疾病在脉象上的表现。除上述脉位之外，还有许多特殊的取脉方法和取脉部位，比如十二地支脉是根据时辰取脉，湘西龙玉六传下的禄马脉也别具特色，其晚年还绘制了一张禄马脉图，脉位也比较复杂。另外，各地还有心脉、期脉、指顶号脉法等，不过，由于这些方法使用不太广泛，所以此处就不再具体介绍了。

# 听诊

听诊是医生通过耳朵听病人的说话、呻吟、咳嗽、呼吸、饱嗝、肠鸣、排气等声音变化，来对疾病做出诊断的方法。

1.听说话声

一般情况下，如果病人说话声音高亢，多为热病、初病、轻病；声音低沉细弱，多为冷病、久病、重病。说话时吐字清楚、语气从容，多为轻病、初病；声音高亢，语无伦次，吐词不清，胡言乱语，神志不清，多为热病、重病。语音细弱，不断重复，多为冷病。声音重或嘶哑，初病多为热病，久病多为冷病。高声叫骂，喜怒无常，不知羞耻，多为狂症。语无伦次，沉闷少言，表情淡漠，哭笑无常，多为癫症。突然惊叫，昏倒在地，不省人事，口吐白沫，四肢抽动，过后又恢复正常，多为痫症。叫声如羊，为"羊痫"；叫声如猪，为"猪痫"；叫声如狗，为"狗痫"；叫声如牛，为"牛痫"。久病话少，语音低弱，断断续续，突然话多起来，甚至高声大叫，为病危之象，预后不良。

此外，还可根据病人发唇音、舌音、齿音、鼻音、喉音等变化情况，了解病人身体相应部位和相应内脏的病情。五音相应，五脏无病；五音不和，五脏病生。一般情况下，初病声音高亢，多为热病；久病声音低弱，多为冷病。

2.听呼吸音

正常人呼吸时，是很难听出声音的，如果听出声音，那就说明有呼吸异常。如果呼吸声粗而气紧，多为热病；呼吸微弱无力，多为冷病。呼吸声粗，张口抬肩，平卧困难，名为"解闪"（喘），初病多为热病，久病多为冷病。喘时喉中有如猫出气声音，名为"解闪吗"（猫喉、哮鸣），初病多为热病，久病多为冷病。病人愁眉苦脸，有时长叹出一口气，叫"叹息"（或名叹气），多为心忧所致。久病重病出气微弱，有间歇性停止出气，断断续续又出一口大气的，叫"敌了仙"（扯气），是病危之象。如果病人呼吸停止，各部脉搏停止，那就是"逮仙"（断气），也就是死亡。

3. 听咳嗽声

咳嗽声重有力，多为热病、初病；咳声低弱无力，多为冷病、久病。咳声阵作，连续不断，伴有鹭鸶叫声，多为"疫咳"（百日咳），多见于热病。半声咳嗽名为"半咳"，如果"半咳"时痰中带血，晚上低热，睡中汗出，多为"富贵病"。所谓的"富贵病"，就是喜欢吃富有营养的食品，而且容易饥饿，怕冷怕累，多见于结核病。因生气而咳声连作，甚至咳血，名为"气咳"，多见于性急、容易恼怒的老年人。

4. 听饱嗝声

饱嗝常见于吃饱饭后，不时由喉中发出的响声，故名"打饱嗝"或"打呃"。一般情况下，如果是吃饱饭后打饱嗝，主要是因为进食过急引起，之后会自行消除，这些都不作病论。

如果饱嗝声高短促，响亮有力，多为疾病引起，而且是热病；如果嗝声沉长低弱无力，多为冷病。久病重病，不思饮食，却频繁打饱嗝，多属危象。饭后饱嗝酸臭，多为消化不良。经常性打饱嗝，但没有酸臭味，多属冷病、胃病。打饱嗝无臭味，间隙时间相等，体位改变仍得不到改善，多为喉嗝（膈肌痉挛），主要是冰凉的食物吃得太多而导致。

5. 听呻吟

呻吟，指病人从鼻内发出（或哼出）的"嗯嗯"之声，或从口中发出

"哎哟"的痛苦声，多为疼痛或某部不适之象。呻吟声高急促有力，多为热病，剧痛；声低沉长无力，多为冷病，或身体某部不适。疼痛的位置、程度与面色、表情、姿态等也有一定的关系。呻吟的同时如果伴有皱眉，多为头痛；如果弯腰蜷缩，手按腹部，表情痛苦，多为腹部疼痛；如果双手撑腰，转身不便，多为腰痛（蛇痛症）；如果连声或大声呻唤，或痛哭，同时双手抱腹，翻来滚去，面色苍白或青色，大汗淋漓，多为胃或肾绞痛。

### 6. 听肠鸣音

听肠鸣音包括听肠鸣音和腹部敲击声。腹内咕噜作响，为肠鸣音（或肠叫声），这些虽然都属于听诊内容，但有时要与问诊结合。如果肠声咕噜如水振动，直立时下行，多为水胀，属于冷病；如果肠声咕咕作响，腹胀难受，没有振水声者，多为气胀，属于热病。肠鸣咕噜作响，排气奇臭，多为消化不良，属于热病。

敲听腹音虽然也属于听诊内容，但要与手法结合。如果病人腹胀，敲击时响声咚咚如鼓，多为气胀，属于热病；敲击时响声扑扑如振水音声，多为水胀，属于冷病。若腹部膨胀，剧痛，呕吐，没有大便，肠鸣高亢或听不到肠鸣，敲腹如金属作响，声音清脆，多为"绞肠症"（机械性肠梗阻）。

## 摸诊

摸诊是医生用手对病人身上有关部位进行有目的的触摸，以了解所摸部位的温度、痛觉、形状、大小、软硬、波动感等，从而对疾病做出判断的一种诊断方法。这种诊断方法可以概括为摸冷热、摸痛觉、摸形态三个方面。

**1. 摸冷热**

摸冷热是摸病人皮肤冷热情况，主要通过病人的前额、手心手背、病灶局部等的冷热情况来判断疾病。

一般情况下，如果前额发烫，多为热病；前额发冷，多为冷病。手心手背发热，多为热病；反之则多为冷病。局部病灶灼手发热，多为热病；发凉或没有变化，多为冷病。全身皮肤灼手，多为热病，灼手越明显，热势越重；发凉或没有明显的变化，多为冷病。

摸前额主要适用于六个月以内的儿童疾病诊断。部位是两眉的中点到前发际之间，分为上、中、下三部。摸诊的方法是用食指、中指和无名指的指腹分别按摩病儿的前额三部，根据三部冷热变化来协助诊断疾病。病儿前额三部皆灼手，多为热病，并伴有鼻浊、气粗、咳嗽、发热等；三部发凉，多为冷病，并伴有发冷、呕吐、腹泻等；上、中两部灼手，多为受惊恐所致，名为"骇"，可用骇药或"取骇法"进行治疗；下部灼手，多为积食、消化不良。

**2. 摸痛觉**

摸痛觉是指摸病人疼痛的部位。肚腹疼痛，按下去会更痛，或者病人拒绝按，多为热病之象；如果按下去痛苦减轻，或者喜欢被按，多为冷病。妇女小腹部压痛，多为子宫疾病；腰部摸痛，多为肾病、风湿、积劳成疾等；上腹部摸痛，多为胃病；右上腹触摸痛，多为肝胆病。小儿腹部（肚脐一带）如果摸到有硬块，多为有虫。阴囊肿大，触摸有痛感，多为睾丸病，属于热病；如果触摸时没有痛感，肿胀日久不消，多为冷病。小肚摸痛，伴发热发冷，浑身疼痛，多为"蛊虫病"（钩虫），属热病。眉毛摸痛，昼重夜轻，多为"眉毛风"（眉棱骨痛）。跌打损伤后，局部摸痛，骨关节变形，触摸时疼痛难忍，多为骨折或错骨（关节脱位）。

3. 摸形态

摸形态包括摸肿胀、摸包块和摸骨折三个方面。肿胀是指皮肤肿胀，摸肿胀主要是鉴别水肿与气肿；摸包块主要是摸其形态、大小、软硬、活动情况；摸骨折则是为了了解骨折的部位、程度、角度等方面的问题。

（1）摸肿胀。皮肤肿胀，应配合手法按压，皮肿光亮，按下去时出现凹陷，松手后没有马上复原，多为水肿，属于冷病；如果按下去之后出现凹陷，松手时马上恢复原状，则为气肿，属于热病。慢性肿胀，面色苍白，按后凹陷，松手复原，多为冷病。

（2）摸包块。颈部包块成串，不红不热，疼痛不显，名"九子疡"，多为冷病。摸右上腹时发现有肿块，多为肝肿大；摸左上腹时有肿块，多为脾肿大。摸腹部时有疼痛感，而且有硬条状，大便不解，多为"干结"，多见于热病。摸颈部肿大，如果肿块柔软，为"大脖子病"（甲状腺肿大）。摸局部包块肿胀坚硬，如果有疼痛感，为热病，反之则为冷病。包块边硬顶软，触摸灼热，疼痛剧烈，多为有脓。

（3）摸骨折。摸骨折是在肢体受到意外伤害后诊断其是否有骨折的方法。通过对受损局部的触摸，以判断是否发生骨折，以及受伤的程度等。

此外，还可以通过摸耳、摸耳后、摸腋下、摸锁骨上窝、摸腹股沟等各部位肿大情况，了解相关的病情；通过摸皮肤的润湿度，还可以了解是否有汗出，以及出汗量。

## 弹诊

　　弹诊是医生用手指提拿病人肌肉筋膜，提起后迅速放手，如弹墨线状。另一种是医生用手指指头甲面（主要是食指、中指、无名指三指，可单独其中一指使用，亦可二、三指同时使用）对病人肌肉筋膜弹击，用以诊断某些疾病，同时也用于治疗，是按摩和伤科弹筋的一种重要手法。根据手法的不同，弹诊可分为提弹和指弹两种。

　　1. 提弹诊法

　　提弹诊法即提拿弹筋诊法。患者腹部膨隆，可在双侧肋下提弹两股大筋和提弹自肋向前下方小腹方向分布的两股腹筋。提弹时，如果发出咚咚的鼓响声，多为"气胀"，热病比较多见。提弹后有治疗作用。如果腹部发出扑扑的振水声，则为"水胀"，多见于冷病。如果发出的是实音，多为实质性病变。

　　腹内肿瘤、肝脾肿大等。若饱食后嗝声不断，在患者双侧肩胛下可提到一股筋，称为"嗝筋"，提弹嗝筋有咚咚之声，多为消化不良。提弹的同时也能起到治疗的作用。如果病人头昏胀痛，可提弹颈部四筋，有治疗作用。若病人突感周身不适，肌肉关节疼痛，呵气频发，并感到恶心欲吐，可提弹背筋、两肩筋、手弯筋、脚弯筋、鼻根、喉结等处。如果局部出现红绛色，多为热病，同时有治疗效果；如果出现乌黑色，说明病情比较重，需要配合药物治疗。

### 2. 指弹诊法

指弹诊法是医生用拇指端压住中指或食指的指甲，然后中指或食指用力伸开，去弹击病人某处肌肉筋膜，以诊断某些疾病。病人局部病灶出现红肿，并感到热痛，指弹没有波动感，为脓未成；指弹时，病人感到很痛，并有波动感，为脓已成。病人腹胀，指弹声响如鼓，多为"气胀"；指弹声响如振水声，多为"水胀"；指弹声浊，多为腹内包块，如肿瘤、肝脾肿大等。

# 蛋诊

蛋诊是用生鸡蛋在患者身上反复滚动，其部位主要有面额、颈椎至腰椎、胸、腹部及患部，来回反复滚动，滚动完成后贴于肚脐上片刻，然后将其煮熟后剥开（为了准确，可连续滚蛋验证），通过观察鸡蛋上特定信号反应区（蛋壳、蛋膜、蛋白、蛋黄）的质地和颜色等方面的变异信号来诊断疾病的性质、部位、轻重程度的方法。苗医理论认为，毒为百病之源，毒存于体内而必发于体外，因而各种体内的毒素都会在体表上表现出来，由于其性质和感染的部位不同，表现也会有所区别。因为许多毒邪在体表的表现比较隐晦，用肉眼和一般的方法难以诊察出来，必须用充满生灵能的敏感性很强的物体才能探察出来。而鸡蛋既是产生新生命的原体，有充足的生灵能，又廉价易得，是最为理想的探测物，能吸引毒素而后引起鸡蛋的形体、颜色和质地等一系列异常改变。医生可以根据这些改变来诊断病变的性质、部位和轻重程度。其实，苗医蛋诊的理论基础与现代的

"生物全信息学说"有异曲同工之妙。

在苗医诊断蛊时，蛋诊就是最重要的方法，其实，蛊是被人们过分夸大和神秘化的东西，其本质实际上是一些未能诊断清楚的疾病表现。所以，我们可以把各种蛊理解成为各种不同的疾病。而苗医通过蛋诊后，施以相应的药物治疗，往往也很有效，说明这种诊断是很有价值的。

在诊治小儿发热、惊风时，蛋中银饰（把鸡蛋煮熟后挖出蛋黄，在蛋白里面包一个银饰品，趁热擦患者额头、面部、脖子等处，小儿以擦肚脐为主）的颜色往往能够反映病情的轻重，颜色淡红、红、黑，为病情由轻到重。所以在用滚蛋方法治疗时，要不断地观察蛋中银饰的颜色，通过蛋在人体的滚动不断地吸收毒素而使病情得以减轻，银饰的颜色也从黑色逐渐变为白色，直至痊愈。这种方法在苗族地区几乎是家喻户晓的有效方法，许多普通苗族妇女都会使用。

总之，苗医的诊断方法丰富多彩，是无数代苗医在长期疾病诊断实践中的经验总结。这些诊断方法，有的与中医差不多，有的独辟蹊径，但都值得今天的医者借鉴。

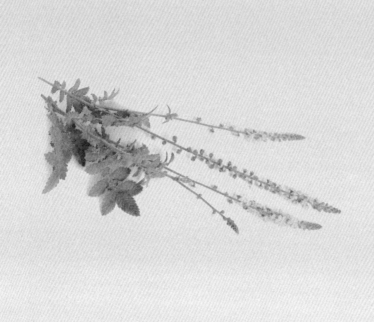

# 第三章
# 苗医的治疗方法

　　苗医的治疗方法可分为三类，即内治法、外治法和奇治法。内治法是指通过内服药物而祛除疾病的方法；外治法是指利用药物、水、火及其他器具进行治疗的方法；奇治法比较特殊，往往是采用一些非常规的、令人难以置信的方法来治疗疾病。

# 治疗的原则

苗医的治病原则主要有：热病冷治，冷病热治；弱漏用补，邪重用攻；遇毒要用九法治；气要通，血要散；常病要用内外治，怪病要用奇法医。

1. 热病冷治，冷病热治

病情表现为热病的，要用冷性的药物进行治疗；相反，病情表现为冷象的，要用热性的药物进行治疗。

2. 弱漏用补，邪重用攻

如果身体虚弱，就要用补药；如果是"漏症"，就用补漏法治疗。如果病邪明显，身体又不弱，就直接用猛药；如果身体虚弱，那么在用药的同时，也要适当地进补，并注意随机应变。

3. 遇毒要用九法治

苗医认为"百病由毒而生，毒为百病之源"，因而对毒的治疗是苗医最重要和最根本的方法之一。由于毒的种类、程度和滞留部位不同，所以治毒的方法也各种各样，常用的有表毒、赶毒、解毒、清毒、败毒、攻毒、克毒、排毒和拔毒这九种方法。

4. 气要通，血要散

气和血是人体的两大基础物质，与人体的各种病变息息相关。气之为病以堵塞不通为主，而血的病变则以淤积凝滞为多，成为众多疾病的病因所在。苗医认为"气以通为用，血以散为安"，所以在治疗上要以疏通气路和化散瘀血为主要方法。

### 5. 常病要用内外治，怪病要用奇法医

发病直观，有明显的病因，以内服药物或用外治法直接治疗，如果此病没有明显的原因，而且病情奇怪，比如失魂、蛊病等，就以一些奇特的方法来进行治疗，所以称为奇治法。当然，这些方法多带有巫术色彩，作为苗族的一种文化产物，我们在后面的内容中还会做进一步介绍。

# 治疗的特点

### 1. 以治毒为法

苗医认为"毒为百病之源"，对毒的认识也别有心得，有冷、热、风、湿"四大毒"的总结和"无毒不生病、无乱不成疾"的认识。所以，苗医对毒的治疗极为重视，把除去毒邪作为治疗疾病的主要手段，已成为苗医治疗的重要内容之一。而祛除毒邪的方法也最为丰富，并总结为"去毒九法"，即表毒法、赶毒法、清毒法、败毒法、解毒法、攻毒法、克毒法、排毒法和拔毒法，以对应于不同性质、不同部位、不同程度的毒邪。

### 2. 以通散为要

以通散为要主要是针对通气和散血，这个方法主要来自"壅塞为病，通达为康"的观念。苗医认为肿胀、满闷、疼痛、包块等病，都是壅塞不通所致，各种性质的壅塞是造成病痛的主要因素，所以有"胃不通则积，肺不通则喘，肝不通则昏，脑不通则乱，肾不通则肿，心不通则憋，身不通则痛"的说法。此外，苗医还认为"气受阻则血成瘀"，气壅和血瘀往

往相伴为病，所以通气法和散血法也经常联合使用，并成为苗医治病的重要方法之一，称为通气散血法。

### 3. 以补法为全

补法主要用于治疗以"四大弱症"为主的虚弱之症（除了气弱、血弱、水弱、火弱这四大弱症），因为各种漏症多与虚弱和不足有关，所以"漏症"一类的疾病也属于"补漏法"治疗的范畴。苗医所说的"漏症"有十二种，其内容也比较丰富。除药物治疗以外，苗医还喜欢采用食疗的方法进行治疗。而在食疗法中主要是根据人体出现的各种不足而选用相应的食物进行有针对性的进补。

### 4. 以保胃为康

苗医认为，胃是人体最为重要的器官之一。胃主吸纳和消化，是后天人体气血、水液和各种精微的来源。只要胃的功能正常，身体就比较健壮，即使生病也容易治疗；如果胃出了问题，纳食和消化功能弱，身体就很难强健，体外的毒邪也会趁机侵入，并生出各种疾病，而且患病后也很难治疗，所以苗医有"胃能纳，百病好治；胃不能纳，神仙难医"之说。而苗医提倡的"以养为重，以保为康"的具体做法，就是要求平时注意对胃的养护，饮食要有规律性，食物讲求清淡合理，切忌暴饮暴食、饥而不食等不良习惯。胃发生疾病时也要根据不同的病因，采用相应的方法来进行治疗。

### 5. 以外治为精

苗医十分擅长外治疗法，不仅使用频率高，而且方法多种多样，内容十分丰富。常用的外治方法有 40 多种，所使用的器具大都比较简单、实用，往往可以达到就地取材、随手行医之效，这是苗医的治疗特色之一。

6. 以治伤为本

《苗族简史》一书中指出："苗族医学的最高成就就是伤科，真是有口皆碑。湘西苗族医师的伤科技术特别著名，有'刀伤枪伤，一经敷药，血痛立止，肿胀渐消，不数日而愈'的技术；严重的刀枪伤经敷药后不但可使肌肉再生，而且还可以使弹丸退出。"苗医伤科中的"正骨"也特别有名，疗效高而疗程短。正骨的原则是生命第一，功能第二，肢形第三。其方法十分简便，一般仅用小夹板固定，敷以伤药或加用内服药物，就能产生很好的疗效。一般骨折，二十天到一个月的时间即可痊愈，即使是粉碎性骨折，也可在两至三个月痊愈，功能可恢复百分之八十至九十。

# 内治法

内治法主要是以药物内服为主进行治疗的方法，根据药物的性质和性能特点，具体又可分为治毒法（在九种治毒法中，前面的七种，即表毒法、赶毒法、清毒法、败毒法、解毒法、攻毒法、克毒法属于内治法，后面的两种，即拔毒法和排毒法属于外治法）、通气散血法（通气法、散血法）、补体法（补气法、补血法、补水法、补火法、补漏法）、健胃和帮交环法、治伤法等，这些方法既可单用，也可以合用。

一、治毒法

1. 表毒法

表毒法就是把病毒物从汗窍驱出的治疗方法，适用于治疗毒邪侵入肌表的受凉、感冒、浮肿等。由于毒邪的性质和组合不同，表毒法又分为表热毒、表冷毒、表风毒和表水毒。这些方法都是通过驱逐毒物，从而达到改善人体结构的方法。

（1）表热毒：是使用性冷的表毒药使身体发汗而将侵入的热毒排出体外的方法。这个方法适用于因为热毒入侵而引发的感冒或者流行性感冒。常用的药物有金银花、山葛根、桑叶、野菊花、水芹菜、薄荷、水萍等。

（2）表冷毒：是使用性热的表毒药使身体发汗而将入侵的冷毒排出体外的方法。这个方法适用于由于冷毒入侵而引起的感冒。常用的药物有生姜、葱白、辣椒、芫荽、土荆芥、土细辛等。

（3）表风毒：是使用祛风的表毒药使身体发汗而将入侵的风毒排出体外的方法。这个方法适用于风毒入侵的情况。常用的药物有防风、三角风、巴岩姜、野木瓜、老鹳草、威灵仙等。

（4）表水毒：是使用发散水湿的药物通过发汗把水湿毒排出体外以消除水湿毒所致的浮肿的方法。这个方法适用于水湿毒入侵的情况。常用的药物有冬瓜皮、生姜皮、弟弟菜（蒲公英）、玉米须、酸汤杆等。

2. 赶毒法

赶毒法除了可以从气窟、食窟、肛窟、尿窟这四窟把致病毒物驱出体外，还可以移位赶毒。

（1）气窟赶毒法：是使用药物或器具刺激鼻腔取嚏以赶出毒物的方法。这个方法适用于毒入气窟，导致气道不舒、鼻塞不通等症。可以用细辛、皂角、辣椒、大蒜等药置于鼻腔内刺激以取嚏，或用鸡毛、棉签等刺激鼻腔以取嚏。

（2）食窟赶毒法：是使用手指或鸡毛等器具刺激咽喉部位或服用药物催吐，以排出胃中毒物的方法。这个方法适用于食物中毒或饮酒过量初期，毒物主要还存于胃中，吐出后可解除全部或大部分毒物的情况。常用的药物有土常山叶、翻天印、大叶三七叶等。

（3）肛窟赶毒法：是使用致泻的药物使肠胃中的毒素通过肛门排出的方法。这个方法适用于食物中毒的时间相对较长，用食窟赶毒法已过时间，或肚架壅塞不通、腹胀、大便干结难下等症。常用的药物有六果刺、土大黄、芝麻秆、蓖麻油、蜂蜜、芝麻油、大叶三七根等。

（4）尿窟赶毒法：是使用利尿逐水药把毒邪从尿道排出体外的治疗方法。这个方法适用于水毒内蓄引起的水鼓、肿胀或尿少、尿急、尿痛等症。常用的药物有四季红、水黄花、大苋菜、小通草、叶下红、斑鸠窝、木通、滑石、土狗仔等。

（5）移位赶毒法：是苗医用药使病灶移动离开要害部位以便于治疗的一种方法。本法主要是针对长在眼胞、太阳穴、大血管附近及各关节等要害部位的疔、痈、疮、疱等感染性疾病。因投鼠忌器，治疗时多有不便，所以采用这个方法将病灶部位移动到相对安全的地方，再进行治疗。这个方法又分为移山过海法、赶移离节法、移毒出表法和移豆出眼法。

①移山过海法：主要用于疔、疮生于人中、颈部血管等要害部位。用药方法为：雄黄30g、小麦面30g、新鲜蚯蚓粪100g，晒干后研为粉末，然后用陈醋调匀，涂于接近要害处的半边，等病灶移到相对安全的部位后，再用药和施术。

②赶移离节法：主要用于病灶发生在骨节之间，有红、肿、热、痛，如不及时治疗可能会导致成脓、穿孔、形成漏管，严重影响关节活动。用这个方法先让病灶上移或下移，可以先免除残疾的危险。用药方法为：白及50g，紫花地丁24g，乌骨鸡锻骨、朱砂、雄黄、轻粉各3g，五倍子6g（焙黄），大黄6g，猪牙皂2.4g。全部研为粉末，然后用醋调匀，涂于患部

的一侧，病灶就会向另一侧移动。

③移毒出表法：凡大腿内外侧及双膝贴骨等处出现漫肿无头，皮色不变，微觉酸痛、挛曲等现象时，多为湿毒积聚所致，可用药使之表浅化，以免深入伤骨。用药方法为：紫荆皮 150g、炒赤芍 60g、白芷 30g、独活 45g。全部研为粉末，然后以醋煎葱头 5 个，用浓液调药粉搽敷，一日一换。

④移豆出眼法：这个方法主要用于小儿麻疹、水痘、风疹等在眼内不便治疗的情况。用药方法为：牛芽子 10g、朱砂少许，全部研为粉末，然后直接搽于患者前额上，可以使痘自己移出眼外。

3. 清毒法

清毒法是根据不同性质的毒邪，选用性质相反的药物中和体内毒素使之化解于无形的方法。这个方法的使用十分广泛，针对毒邪的不同又分为清热毒法、清风毒法（祛风毒）和清湿毒法（除湿毒）。

（1）清热毒法：是治疗体内有热毒的基本方法，因毒邪所犯的部位和脏器不同，在药物的选用上有一定的区别。如肝架有热可选用毛毛蒿、青鱼胆草、龙胆草；肚架有热则选用黄连、苦参、雪胆、三棵针、十大功劳、石膏等。

（2）清风毒法：是治疗体内有风毒的基本方法。风毒往往与其他毒合而为病，这一点在临床上需要相当留意。常用的清风毒药有防风、三角枫、追风伞、透骨香、岩五加、伸筋草、见风清等。

（3）清湿毒法：是治疗体内有湿毒的基本方法。常用药物有三步跳、老蛇包谷、木瓜、桑枝、活麻等。

4. 败毒法

败毒法是针对毒邪急重如各种疫疡重症的高热不退或热毒化火所致局

部严重的红、肿、热、痛，花、飞疗之类的急热之毒而设的治疗方法。多选用药性比较猛烈的药物，药味少而剂量重。常用的药有马兰、蒲公英、地丁、六月雪、石膏、天葵子、败酱草、马鞭草等，内服或外包患处。

5. 解毒法

解毒法是使用药物化解药物或食物中毒的方法。苗医在多年的用药实践中总结出了许多解毒方法。下面给出了一些比较常用的解毒方法。

（1）白果中毒：白果壳 30~60g 或生甘草 15~30g，水煎内服。

（2）乌头、雪上一枝蒿中毒：甘草、蜂蜜、绿豆、防风、银花、百味莲等都可解。

（3）南星、半夏中毒：生姜、甘草、百味莲、防风等均可解。

（4）震天雷（曼陀罗）、天仙子中毒：绿豆皮、银花、连翘、甘草、生石膏、滑石等可解。

（5）巴豆中毒：黄连、黄柏、百味连、冷大米稀饭等可解；用鲜板蓝根榨汁以糖水送服，效果也很好。

（6）枇杷子、桃仁、杏仁中毒：用防风、绿豆、甘草、鲜萝卜汁均可解。

（7）绿豆虫（斑蝥）毒：黄连、黄柏、百味连、客妈草、黑豆、甘草等均可解。

（8）鱼、虾、蜂幼虫中毒：紫苏叶、香鱼菜、鲜芦根汁等可解。

（9）土豆中毒：用甘草、百味莲、银花等可解。

（10）误食毒菌中毒：地浆水、绿豆、甘草可解。

（11）朱砂、水银中毒：绿豆、甘草、百味莲等可解。

（12）砒霜、雄黄中毒：防风、鸡蛋清、蜂蜜、白糖、糯稻草灰可解。

（13）蟾蜍中毒：防风、甘草、黄连、浓茶、绿豆均可解。

（14）雷公藤中毒：连钱草可解。

（15）八角枫（白龙须、白金条）中毒：铁锈水加红糖适量内服，也可用稀饭或盐开水，多次服用。

一般情况下，当苗医们在给病人用药时，如果这种药含有毒药，那么他们就会把解毒的药也准备好，一旦出现中毒症状就让病人马上服用。

### 6.攻毒法

使用有毒的药物去攻击致病毒素的方法称为攻毒法，也就是所谓的"以毒攻毒"之法。有毒药物往往药力猛，易伤人体，一般不轻易使用。但如果应用得当，就能够治疗一些顽疾，而且往往有药到病除之效。比如，用马钱子接骨；用天仙子镇痛；用三分三、白龙须、一枝蒿、乌喙治疗顽固的风湿；用独脚莲、半枝莲治疗毒蛇咬伤；用雄黄、硫黄、水银、野魔芋、雪利箭、毒草菌等治疗虫毒疮、热毒疮、癣毒疮、杨梅疮等。

自古苗疆施蛊放毒的传说，总是令人谈之色变，而苗医擅长使用毒药也是远近闻名的。事实上，苗医用毒药之时也是颇为小心的，而且对毒药的毒性还会通过做一些比较简单的实验来进行验证，以保证用药的安全。例如，沿用至今的弩药针疗法所用的弩药，虽各地所传的处方组成有所不同，但基本上都由剧毒药物组成。猎杀大型猛兽时，将弩药涂于箭头之上，有见血封喉之效。苗医们经过减毒后用于治疗人体疾病。他们在对弩药的毒性进行实验时，就用针蘸弩药扎在鸡冠上，然后观察鸡的情况。如果鸡走几步便倒地，说明毒性过大，不能用于人体。如果鸡被刺后没事或仅有轻微的反应，就表明安全可用。

### 7.克毒法

克毒法是利用自然界中物种相克的规律来用药的一类特殊治疗方法。这种方法有三个方面的含义：第一，借用生物链中的相克关系；第二，借用某些物质对动物特殊的毒性；第三，借用生物具有对自身所含毒素的天然抗毒作用。这个方法在对传统疾病的治疗中极为常见，而在治疗"鲤鱼症""鱼鳅症""黄鳝症"等鱼类毒物引起的疾病时，都可用茶枯水煎内服来治疗，是取茶枯可用于毒杀鱼类相克之法；用蛇血治疗毒蛇咬伤，用小绿蛙治疗克妈症，用马尾治疗"马尾症"则属于克毒法中的自身克毒法原理。

### 8. 排毒法

排毒法是用针刺、刀切局部以排出毒血或脓汁使毒素减轻，病情迅速得到控制的治疗方法。排毒法属于外治法，如放血疗法是通过拍、赶等手法使毒血集中于指、趾尖，然后针刺指、趾尖排出少量的毒血，病情便可立刻减轻。而局部感染化脓，脓毒内闭不能外泄时，通过刀割开小口子，引脓外泄后，能达到毒去病愈的效果。

### 9. 拔毒法

拔毒法是针对局部毒素集结，火化成脓，毒不能外泄或排之不尽的痈、花、恶疮，被毒物咬伤或异物（箭、子弹、刺等）刺伤并留在体内等情况，采用口吸、火罐或药物包敷吸拔出深部毒、脓或异物的治疗方法。这个方法与排毒法均为外治法，其目的都是让毒和脓排出体外，但前者是用器具破体后促使毒物自然排出，后者是借药物之力或负压将毒物吸出，特别是通过药物使刺入人体内的异物自动退出的拔毒法为苗医一绝。

## 二、通气散血法

"以通散为要"是苗医的治疗特色之一。苗医认为，气与血是人体的要素，其通畅与否是人体是否健康的重要因素，而"气常阻，血常瘀"又是人体为病的特性所在。除外伤肿疼伴气阻血瘀之外，胸闷、肋胀、腹胀腹痛、头胀痛等，多为气阻；而心痛、腹痛、胸痛、头痛、肢体疼痛、妇科病等，多伴有血瘀。气阻则需要通气，血瘀则需要散血，由于气阻易导致血瘀，不通则痛，所以气阻和血瘀往往是共同为病。苗医针对气阻血瘀而设的通气散血法，在疾病的治疗中极为常用。一些地区的苗医甚至把几种常用的通气散血药组合在一起，比如见血飞、大血藤、小血藤、黑骨藤这四种具有通气散血作用的藤本药物，就被称为"四大血"方，而且逢病必用，只是根据病情的不同进行加减而已。

**1. 通气法**

通气法又称为"退气法"，是治疗气塞肿胀、壅滞郁结、气逆上冲，以胀、闷、疼、昏为主症的一类疾病的方法。针对以上三种情况有退气消肿、通滞散结和降气平逆三种方法。

（1）退气消肿法：气塞肿胀是指因跌打损伤或过冷等原因形成气血受损所致局部的肿、痛、痒等情况。治疗时多采用退气消肿法，主要是通过辣、香之药进行退气散肿。常用的药物如走马胎、辣椒、辣蓼草、地胡椒、生姜、大蒜、大荆芥、冰片、丁香等。

（2）通滞散结法：壅滞郁结是指气机不畅在体内深处形成的壅滞或郁结，如胸闷胸痛、腹胀腹痛、胁肋胀满等症。治疗时采用通滞散结的方法。这个方法多用香散之药，如王木香、厚朴、青橘皮、橘皮、马蹄香、一点血、青木香、土细辛、蜘蛛香、藿香、木通、六果刺等。

（3）降气平逆法：这个方法主要是用于治因气机不畅而导致的气逆上冲。气逆上冲时，如果犯脑，就会导致头晕目眩、头痛耳鸣；如果犯肺，就会引起胸闷胸胀、气喘咳嗽；如果犯胃，就会引起饱胀呃逆、恶心呕吐、反酸等。治疗时常用降气平逆之药，如金钩莲、王瓜藤、开喉箭、朱砂、天麻、野葵花、蚯蚓、合欢花、磁石、决明、半夏、生姜等。

2. 散血法

散血法是针对瘀血凝聚而导致肿胀、包块、疼痛等症的一种治疗方法。瘀血也分为几种情况，主要有意外伤害、筋脉阻滞和体内瘀血，治疗方法也有所不同。

（1）消肿散血法：这是针对意外伤害所导致的瘀血，多以外敷为主或外敷与内服相结合的方法来治疗。因外伤多伴有红、肿、热、痛的症状，在治疗时一般常配合清热药治疗。常用的药物有散血草（白毛夏枯草）、散血莲、泽兰、凤仙花等。

（2）通筋散血法：这是针对风、湿、冷、热的毒邪侵入，身架、四大筋脉受损导致气阻血瘀，进而引起四肢、腰、背、颈疼痛的症状使用的治疗方法，常用药物有黑骨藤、大血藤、小血藤、金刚藤、大风藤、见血飞、木通、木瓜等。

（3）化滞散血法：这是针对人体脏器出现气阻血瘀，如心架血瘀导致的耗子钻心症，女性架血瘀所致的痛经、闭经等症状使用的治疗方法。针对病情可选用月月红、蚂蟥、土三七、泽兰、打屁虫、血藤、益母草、指甲花等药物。

总之，通气和散血之间有着密切的联系，常常相伴为用，所以苗医也将这两者合而为一，称为通气散血法。

## 三、补体法

补体法是针对体内的不足（弱症）而设。人体的不足常见的有气弱、血弱、水弱、火弱四种，苗医称之为四大弱症。所以，补法又分为补气法、补血法、补水法和补火法。而弱症往往会导致漏症的产生，因而还有补漏法。补法可以用药补，也可以用食补。

### 1. 补气法

人体中的气（主要指惠气）是人体生灵能的主要表现形式，气的不足也是生灵能减退的表现，必然导致体能和各相应架组功能的下降。各架组生灵能的衰弱虽然各有特点，但气弱的总体表现主要为疲乏无力、心慌气短、易累易倦、声音低微、脉弱神衰等。补气法就是针对气弱症而设的。常用的补气药（补充能量的药物）有土人参、肺经草、蓝布正、竹根七、冬虫草、黑竹鞭、胎盘、灵芝、无娘藤、肉类等。

### 2. 补血法

血是人体内最重要的组分。如果血液不足，必然会导致身体的衰弱和体能的不足。血弱主要有面色苍白、肌肤失泽、易累易倦、舌淡苔白、妇女经少色淡等表现。血弱病当用补血法来进行治疗。补充血液的常用药物有动物血肉、鸡血藤、当归、熟地、何首乌、三百棒、大枣等。

### 3. 补水法

气、血、水为人体的三大要素，这里所说的水主要是人体内的汁水和精水，包括体液、津液、浆汁、精液等。

（1）补汁水：泛指人体内的水分，汁水的不足会导致人体各架组失之润泽、濡养，出现肌肤失泽、人体枯瘦、口干咽燥、口渴欲饮、食物不化、舌瘦苔干等症状。这种情况需要用补汁水的方法进行治疗。除饮用原水、服食水分充足的瓜果以外，补充水液的常用药物有芦根、生地、奶浆藤等。

（2）补精水：是指在人体内存在的量少但具有重要生理功能的一类水样物质，如男精女液和濡养各架组的深层精微液态物质。精水的不足往往与功能不足和耗损过度有关，体现出许多功能上的不足，如脑架精水不足，缺乏深层次的滋养而出现头晕耳鸣、记忆力减退等症状；肺精不足则易出现干咳无痰，甚至咳血等症状；性架精水不足则会出现性欲减退、不孕、不育等症；肝、肾两架精水不足会出现腰膝酸软、四肢无力等症。一般来说，精水相对较难补充，所以苗医有"汁水好补，精水难填"之说。常用补精水的药物有老虎姜、金毛狗、麦冬、天冬、地黄、菟丝子、枸杞子、五味子、月腊子（女贞子）、果上叶、百合等。

### 4. 补火法

火是热的表现形式，是人体生灵能的象征。火弱则意味着生灵能的衰弱，人体机能必然下降，严重的会出现危症甚至导致死亡。火的不足主要表现为畏寒肢冷、脸青面黑、声音低微、心腹冷痛、性冷淡、舌淡苔白或黑，脉慢而弱，甚至出现手足冰凉、昏迷等危症。火弱症当用热性较强的补火药来进行治疗。常用的补火药有火辣果、木姜子、桂皮、韭菜子、干姜、骚羊古、锁阳、淫羊藿、羊肉、牛肉等。

### 5. 补漏法

补漏法是用以治疗人体各种"漏症"的方法。苗医所说的漏症包括汗漏、涎漏、尿漏、肛漏、血漏、带漏、精漏、涕漏、胎漏、宫漏、脏漏和乳漏。事实上，各种漏症主要是由生灵能的统御功能和某窟的结构不善所致，也往往与各种弱症有密切的联系，主要是通过补法以增强生灵能的统御作用，从而达到改善局部结构进而止漏的目的。

（1）汗漏。汗漏是指汗出过多的不正常状态，可分为日汗（自汗）和夜汗（盗汗）。日汗归昼经，多因惠气不足、肌表不固所致，主要表现为白天汗多，身体虚弱，动不动就出汗。这种情况应当用补充生灵能和改善汗窟结构的药物，如土党参、五加皮、五倍子等进行治疗。而夜汗归夜经，因肾架精水不足、水道调节功能失控所致，表现为入睡后汗出不止，醒后汗止。这种情况应当用补充精水、收涩汗窟的药物，比如倒提壶、地黄、女贞子、五倍子等。

（2）涎漏。涎漏是指唾涎流出口腔而不能自制。涎漏主要有三种情况：一是婴儿期生灵能尚未成熟，统御功能不足，一般不需治疗，只要好好照顾，及时帮孩子擦干就行，等孩子长大后自然就好了；二是老年人生灵能衰退，制约能力减退所致，可通过使用补气药来调节；三是因风毒犯筋脉和脑架生灵能紊乱而失控，这种情况可以通过祛风舒筋、安神定志的方法来治疗，常用药物有伸筋草、走马胎、金钩藤、铁筷子、蝎子等。

（3）尿漏。尿漏是指小便余沥不尽或失禁的情况，多为老年人肾架生灵能减退，控制尿包和尿窟的能力不足，以致排尿不尽，或病情危重时人体生灵能衰弱所致的二便失禁。这种情况应以补充人体生灵能为主，采用补气、补火之类的方法。可根据具体情况用补充能量和固缩尿液的方法来进行调理，常用药物有糖罐子（金樱子）、夜关门、夜交藤、白果、鸡肠子等。

（4）肛漏。肛漏又称肠漏，泛指大便次数多而稀，包括痢疾、腹泻等，更多为或久病体弱或久泻肠滑之老人，因肚架、肛窟生灵能减退，控制肛道和肛窟的能力不足，以致大便失禁，便随屁出之类的情况。治疗时当根据具体情况用清热解毒（常用药物有三棵针、黄树皮、十大功劳、苦金盆等）、补充能量（常用药物有土党参、蓝布正、茴香、仙茅等）和涩肠止泻（常用药物有天青地白、仙鹤草、朱砂莲、白头翁等）的方法来进行治疗。

（5）血漏。血漏是指由各种原因引起的出血，如鼻血、咳血、吐血、尿血、便血、妇科的崩漏、外伤出血等。血漏的致病因素较多，主要有火毒伤及各架组的血脉迫血妄行、意外伤害损伤脉管和生灵能减退对血液的统摄能力不足，临床中当慎重诊断。一般来说，血鲜、量大的内体出血多为火毒所伤，火毒伤肺架而致咳血、鼻血，火毒伤肚架而致吐血、便血，火毒伤肾架而致尿血；如果妇女月经期长，量少而色淡，多因生灵能对血液的统摄能力不足；意外伤害则是脉管血液外泄。治疗血漏常采用凉血止血、收敛止血、补气止血、外伤止血等方法。常用于补血漏的药物有白鸡（白及）、仙鹤草、朱砂莲、紫珠、头发炭、艾叶炭、狼箕叶等。

（6）带漏。带漏是指妇女白带过多的情况。带漏分为两种情况：一种为性架生灵能不足使统御能力减退引起，这种情况白带多清稀无味，可以用补养药物以充实性架功能；另一种为热毒蕴于性架所致，这种情况白带多黏稠，色黄而有臭味，治疗时应以清除性架热毒为主。常用于补带漏的药物有胭脂花根、指甲花、鸡冠花、益母草、白茯苓、白头翁、黄树皮等。

（7）精漏。精漏指男子遗精和滑精、女子梦交等非正常状态的男精女液泄漏。滑精多为肾架、性架的统御功能不足，当以补火补气为主，以振奋两架的生灵能，恢复统摄作用。其常用药物有骚羊古、淫羊藿、大葱白、菟丝子、锁阳等。男子遗精和女子梦交主要是由肾、性两架的生灵能亢奋引起，当以退火补精的药物来治疗，常用药物有黄树皮、十大功劳、老虎姜、爬岩姜、菟丝子、枸杞子、五味子、女贞子等。

（8）涕漏。涕漏为鼻腔的鼻涕多而自动流出的现象。涕漏也主要有两种情况：一种是年老体弱者因生灵能减退失之统摄所致，当以补充生灵能为主；另一种为外毒入侵，感冒初起，治疗时应当以表毒法为主，常用药物有苍耳、土荆芥、生姜等。

（9）胎漏。胎漏是指现代医学所称的习惯性流产，多因性架生灵能不足、护卫和统摄性减弱而引起，在治疗上应当采用固涩防滑的药物来进行保胎。需要注意的是，选用药物应以平缓慢补为原则，避免用药过于峻烈而伤胎气。常用药物有白鸡冠花、红鸡冠花、杜仲、胎盘、土党参、菟丝子等。

（10）宫漏。漏宫是指"吊茄症"，即现代医学所称的子宫脱出。宫漏多因劳累过度，生育过多、过频，房事不洁等原因导致的性架受损，致使生灵能减退而无力收回。在治疗上应当采用补充性架生灵能和固涩防滑的药物来进行治疗。常用药物有红鸡冠花根、红蓖麻根、红牡丹根、石榴根皮、老竹根、棕榈根、蓖麻子、黄柏等。

（11）脏漏。脏漏俗称"脱肛"或"尾漏"，是部分直肠脱出肛窟之外，并常伴有疼痛、流血等症状。为毒结于肛门，或肛窟生灵能减退，肛门收缩无力。在治疗上应当采用补充生灵能和固涩防滑的药物来进行治疗，对于有兼症的，则应兼顾清热、止泻、止血等方面的治疗。

（12）乳漏。乳漏是指妇女在哺乳期非婴儿吸食而乳液自行流出的情况。乳漏也分为两种不同的情况。第一种是妇女平时体弱，乳房的统御功能不足，表现为无故滴漏，一般量少。这种情况应以补气为主，以振奋乳房的生灵能，恢复统摄作用。第二种情况是乳房生灵能亢奋，乳汁分泌过多，表现为乳房过于发胀，稍有刺激，便乳液长流。第二种情况可以不用治疗，哺乳期过后自然就好了。

## 四、健胃和帮交环法

扶持胃能量、增强胃肠功能的方法称为健胃法。苗医普遍认为胃是生命之本，是人体最重要的器官。胃主摄纳和消化饮食，人能食能化则得活，不食不化则人必死。常用的药物如地胡椒、王木香、一点血、石菖蒲、隔山消、茯苓、八角香等。而苗医的交环学说与胃肠的关系最为密切，但内涵更为广泛。交环的主要功能也体现在胃肠方面，帮交环是苗医十分重视的方法。在《药物质征歌》中写道："嘎皮帮忙绞俪颞，帮忙绞俪开路气"，意思是说，皮性子的药（平淡而绵软的药物）能够帮助交环，使其气机通畅，上下合套，道出了交环病的病机主要是气路不开所致的不合套，可用帮交环的皮性子药来振奋上、下交环，使之合套。这种方法使用药性温和、气味平淡、营养丰富的茯苓、薏仁、麦芽、鸡内金、大枣、肉类等药物进行治疗。健胃法和帮交环法多有异曲同工之妙，都重在扶持供生物质的摄入、消化和吸收的功能。

## 五、治伤法

苗族曾不断经历战乱和迁徙，使得他们多居深山大川，生活条件艰苦，以狩猎和农耕为生，更容易受到意外伤害。所以，苗族对各种意外伤害的治疗，也积累了相当丰富的经验，这成为苗医的重要内容和特色之一。治伤法便是针对各种意外伤害而总结的一类治疗方法，包括骨折、跌打损伤、刀伤、枪伤、虫兽伤、蛇伤、疯狗咬伤等。一般来说，苗医治疗外伤都采用多法并用、内外结合的办法，以加快伤病的痊愈。

### 1. 骨折

骨折是指因受到意外伤害造成骨头断裂的情况。骨折多发生在四肢上。苗医治疗骨折享誉古今，据《马关县志》记载："苗人……有良药接骨生筋，其效如神。"《湘西苗族调查报告》（石启贵著）一书中也说道："至于外科，苗医药疗效特好。常见落坎跌断手足者，接骨接筋，两用即可痊愈。"可见苗医在治疗骨折方面确有独到之处。在进行治疗前，医生会先用各种手法进行复位，然后再外敷药物并用小夹板固定，同时通过内服药物配合治疗。在骨折的复位上，苗医还创造了多种特色方法，比如背椅法、双胳膊悬吊法、悬梯移凳法等，这些都是实用且有效的方法。选用的药物主要有消肿止痛药、通气散血药、续筋接骨药、骨髓药。常用的消肿止痛药有乌头、马钱子、一支蒿、四块瓦、三百棒、百味莲、九月生等；常用的通气散血药有大血藤、小血藤、见血飞、黑骨藤、一支箭、王木香、一口血、血三七等；常用的续筋接骨药有接骨木、续断、杜仲、伸筋草、舒筋草、金刚藤、猪殃殃等；常用的骨髓药有巴岩姜、玉竹、地黄、百步还阳、奶浆藤等。内服药多为汤剂和酒剂。

苗医治疗骨折的方法特别丰富，虽然在用药和配方上各有不同，但大都具有明显疗效，多能促进骨痂生长，加快愈合的速度。此外，一些苗医还能够化水结骨，使病人在接骨时和治疗期间基本不会感到痛苦，效果十分神奇，比如黔东南州民族医药研究所所长龙运光的左腿曾经三次骨折，亲身经历了化水结骨的治疗，对其惊人的效果相当赞叹。

2. 跌打损伤

苗医对跌打损伤的治疗，也多采用内外治结合的办法。在内治方面重点在于消肿止痛、通气散血，对出血型的外伤要注意凉血止血。常用药物有四块瓦、三百棒、百味莲、岩陀、乌头、大血藤、小血藤、见血飞、黑骨藤、一支箭、王木香、一口血、血三七、童子尿等。常用的止血药有仙鹤草、血余炭、小蓟、鸡冠花、还魂草、山茶花、地锦草、黄药子、白头翁等。

3. 刀、枪伤

对刀、枪伤的治疗则遵循外治为主、内治为辅的原则，对轻微的出血不需采用内服疗法。内服药主要是补血、消肿。常用药物有当归、鸡血藤、熟地黄、红枣、盘龙参等。针对异物入体和枪伤的拔子弹疗法是苗医的绝技之一，在贵州、湖南、广西等地都有能通过用药而使留在体内的子弹或异物退出体外的记载，其主要采用外用药物包敷的方法，必要时配合相应的内服药物。

4. 蛇伤和虫、兽伤

苗族人居住的山区，大多是毒蛇猛兽常出没的地方，因而人被虫、兽、蛇咬伤也就在所难免，但也因此成就了苗医在这方面的独特技能。如在台江、雷山、榕江、剑河、融水一带的许多苗医都有治疗毒蛇咬伤的秘方和手法，而且疗程短、见效快。治疗的方法一般是先吸拔毒素，然后用鲜药外敷，再结合内服解毒之药，通过多管齐下的方法来达到疗效。当然，由于承传不同，各地的治疗方法也有所不同，且根据蛇的种类不同所选用的药物也有所区别。

5. 疯狗咬伤

狂犬病是经常困扰苗族地区的一种"恶毒"性传染病，而且大多是不治之症。现代医学可采用注射狂犬疫苗来预防狂犬病的发生，大大降低了发病率，但如果已发作，那么现代医学也无能为力。可以说，到目前为止，狂犬病仍然是国际性的难题之一。更何况在农村，医疗条件和经济情况较差，而狂犬病时有发生。苗医在治疗狂犬病方面有比较丰富的经验，常用的药物有黑竹根（苗医谓之疯狗药）、凤尾蕨、细金鸡尾蕨、养子菜、长蕊杜鹃、开喉箭、山慈姑、千年矮、马桑根、瘤枝卫矛、红蝉、红娘子、大斑蝥、小斑蝥、青娘子等。上述药物多为清热解毒、散血止血、镇惊攻毒之药。

# 外治法

外治法是用药物、手法或器具从体表治疗疾病的方法。苗医的外治方法十分丰富，使用也非常广泛，无论是内病还是外病都可以用外治法治疗。治疗器具也比较简单，通常是一些随手可取或易于加工的日用品和器具，体现了苗医学源于生活、空手行医的特点。外治法属于自然疗法，一方面能够免除内服药物治疗可能带来的毒副作用，另一方面在缺少药物或外出期间也能随时治病，而且对于一些不便于服药的情况，如儿童或处于昏迷状态的患者，采用外治法无疑是一种很好的选择。

苗医外治法的种类有很多，比如灯火法、拔罐法、履蛋法、佩戴法、刮治法、放血法、熏蒸法、扎针法、睡药床法、抹搽法、包敷疗法、拍击疗法、针挑疗法、推拿法、拍击法、外洗法、插入法、热熨法、天泡灸疗法、点穴疗法、接骨疗法、塞药疗法、按摩疗法、吹筒法等。

## 一、灯火法

灯火法是利用燃烧的灯火快速直灼选定部位以治疗疾病的一种方法。因为在治疗的时候可听见轻微的爆炸声，所以又称为"爆灯火""打灯火"等。通过对特定穴位进行强烈刺激，以激发人体生灵能，通筋脉，醒魂魄，从而达到治疗的目的。具体的操作方法，可分为明火法和暗火法两种。

### 1. 明火法

取灯草或上端裹上棉花的高粱秆，蘸上桐油或菜油点燃，迅速往指定穴位按压，同时将火按灭。明火法的温度较高，刺激性较强，所以过后可能会在穴位的表面留下绿豆大小的水疱，但几小时后水疱会自然消失。一般情况下，这个方式多用于急症、危症的抢救或身体比较健壮的病人。

**2. 暗火法**

取灯草或上端裹上棉花的高粱秆，蘸上桐油或菜油点燃，掐灭后迅速往指定穴位按压，利用余温达到刺激效果。暗火法的作用相对较弱，但更为安全，多用于妇女、小儿的一般疾病。这个方法是苗医常用的治疗方法，主要用于急救各种休克、小儿惊风、高热等，也用于治疗多种常见的疾病，如风湿、疳疾、胃痛等。不同病症主要刺激的不同穴位如下。

小儿惊风、发烧、抽风：百汇、印堂、人中、迎香、承浆、地仓、颊车、中冲、风池、风府、合谷、龟尾等。

急救：百汇、人中、十宣、虎口等。

疳疾：长强、天枢、关元、足三里等。

胃痛：上脘、中脘、下脘、胃腧、足三里等。

风湿：阿是、延筋脉线路各穴。

在操作的过程中，要注意如下事项。

（1）动作要做到轻、快、准，避免过度损伤皮肤。

（2）每一次点打时，要稍压其灯火片刻，待其热透。

（3）对孕妇和精神病人要慎用。

（4）对于哑门、风府、面部、近心脏、阴部等要害部位不宜选用或慎用。

操作完成后，相应的穴位会起水疱，这是正常情况，不需要处理。只有感染时，才需要做相应的处理。

## 二、拔罐法

拔罐法是选用适量的器具，通过对体表进行负压以达到拔出毒素、疏通筋脉和止痛、排脓、消肿的作用，并能促进药物的吸收而祛除疾病的方法，是在苗族民间使用率很高的一种外治方法。拔罐的方法和器具多种多样，作用上稍有差异，但基本原理是相同的。从总体上来说，拔罐法可分为火罐法、热罐法、冷罐法、血罐法等。

### 1. 火罐法

罐子可选用牛角、竹筒、玻璃瓶、玻璃杯等，取一纸片点燃后置于罐中，趁其燃烧时平压在所选的部位造成负压，留罐15~20分钟取下。留罐的同时可用筷子敲打罐子，从顶部到两边。其改良方法称为负罐，罐子为特制的玻璃罐，用时先取一根特制的粗短蜡烛，点燃后放于欲拔罐的部位，然后平压上罐子即可。一般在头部或狭窄部位拔罐时多选用直径较小的罐子，而在腰、背、大腿等宽阔的部位可选用较大的罐子。火罐法主要针对的病症是风寒感冒、头痛、头昏、拔毒等。

### 2. 热罐法

多选用竹罐，用时取竹罐数个放于锅内，先用水煮，再将其浸泡在热水中保持较高的温度。先在选好的穴位上留下记号，然后从锅内取出罐筒，将筒内的水甩尽后迅速罩压在穴位上，即可吸住。一般留罐10~20分钟，罐子可以重复使用。热罐法主要对治的是风湿痹痛、筋骨扭伤、劳伤、拔脓排毒等。

### 3. 冷罐法

由于过去多用牛角为罐，所以又称为"哑角法"或"气罐法"。方法为用黄牛角若干个，将底部剥平，顶部钻一个孔。用时针刺穴位后便将牛角底部压在穴位上，同时用嘴吸拔，造成负压，然后用舌尖抵住小孔并用黄蜡进一步将顶口封固，留罐15~20分钟。改良方法为用一次性注射器切去顶部来代替牛角直接抽真空而不用嘴吸，使用起来十分方便。冷罐法适应的病症主要有风湿、腰腿痛、腹痛腹胀、缩阴、阴箭、毒疮等。

### 4. 血罐法

先用针（弩药针、银针、七星针、刺猪针均可）浅刺拔罐部位，或用针刀刺破脓肿部位，然后用气罐拔出脓血，将毒血拔出后，擦适量的药酒，可以起到消毒和用药的双重作用。血罐法主要用于拔脓排毒、风湿痹痛等。

值得一提的是，在拔罐的时候，不管使用哪种方法，都需要注意下面这些事项。

（1）拔罐部位应选择肌肉丰厚、毛发较少之处。

（2）拔热罐前应将罐中水珠甩尽，以免烫伤皮肤。

（3）取罐时按住罐边使空气进入，罐子自落。千万不要硬拉罐身，以免造成损伤。

（4）拔罐后当天不要用水洗患部，以防感染。如果拔罐处起小水疱，可用万花油涂擦，几天后会自愈。

（5）对孕妇、婴幼儿、严重心脏病患者、体质过弱者、广泛的皮肤溃疡及在大血管周围处应当忌用或慎用。

## 三、履蛋法

履蛋法称为滚蛋法，是通过用鸡蛋在患者身上来回地滚动达到吸毒治病的目的，同时也可用于诊断。履蛋法在苗族民间的使用非常普遍。苗医理论认为，人体是一个有机的整体，毒邪内侵时可从各个方面反映出来，自然也会从皮肤上反映出来。因此只要能够把体内的毒素吸出，疾病自然就会被除去。

履蛋法分为履生蛋、履熟蛋和履银蛋。

**1. 履生蛋**

取生鸡蛋一至数枚，洗净晾干。然后用蛋在患者额部、胸部、背部、腹部、手足心等部位顺时针来回滚动，直到鸡蛋发热为止。轻者一枚鸡蛋即可，重者要滚2~3枚鸡蛋。

**2. 履熟蛋**

取鸡蛋2枚，放入锅内煮熟，同时可放入一些相应的药草或金、银戒指或手镯等与蛋同煮。将一个煮好的热鸡蛋，趁热在患者的额部、胸部、背部、腹部、手足心等部位顺时针来回滚动（疾病不同，滚动的部位也有所侧重），鸡蛋变凉后，再更换另一个，直到患者微微出汗为止。

**3. 银蛋法**

取鸡蛋数枚，放入锅内煮熟，然后剥去蛋壳，除去蛋黄，将银饰品置于其中，并用纱布包住，在患者的身上滚动，部位和方法与滚生蛋相同。待鸡蛋冷却后取出蛋心中的银饰品察看，如果发黑说明毒重。可将银饰品洗成原色后另取一个鸡蛋继续滚，直到银饰品的颜色由黑转为淡红，再转为原色，才表示将毒素吸尽。

这个方法多用于孩子，也可用于成人。一般来说，履生蛋用于治疗感冒发烧，有退烧作用。而履熟蛋和银蛋可治疗发烧、风寒头痛、腹痛腹泻、风湿疼痛、小儿惊骇、抽搐等，有的还用于治疗红肿甚至乳腺癌等病。只是根据疾病的不同，其部位和次数有相应的变化。一般情况下，每天治疗一次，2~3次为一个疗程。

在使用履蛋法时，需要注意如下事项。

（1）蛋的温度要适当，以病人特别是小儿能够接受的温度为宜，以免烫伤。

（2）注意环境温度，因履蛋时要脱去衣物，故要当心受凉。

（3）履蛋时间一般是 30~60 分钟。在这个过程中，如果是幼儿，往往会睡着，这属于正常情况。

## 四、抹搽法

抹搽法是用药汁或药液在选定部位涂抹，使药物通过皮肤的汗窟和毛窟进入机体以治疗疾病的方法。这个方法是苗医最为原始的用药方法之一，具有简单、方便、易行的特点。具体的操作方法，是将生鲜药物捣烂取汁或用药液、药酒、药膏等根据病情在患处进行涂搽。

抹搽法对治的病症，主要是局部跌打损伤、风湿、蛇伤、疮疗等各种疾病。如用弩药外搽治疗风湿病，用一口血捣汁外搽治疗外伤瘀血，用桃树叶捣烂外搽治疗急性高烧等。

在使用抹搽法时，需要注意以下两点：第一，对毒性大的药液不宜涂搽在有破损的皮肤上面；第二，对风湿类疾病应配合摩擦手法以促进药物的吸收。

## 五、刮治法

刮治法是采用适当的药物和器具在选定的部位进行刮擦，以达到疏通筋脉、刺激穴位、排出毒素的治疗方法。刮治法的器具有很多种，比如姜片刮、铜钱刮、牛角刮、骨刮等；因使用的润滑剂不同，刮治法又可分为清水刮、药汁刮、醋汁刮、油刮等。一般是用器具蘸上润滑剂在选定部位上，然后从上往下刮，需要反复数次。刮的主要部位有头顶（百汇穴）、太阳穴、印堂穴、鼻梁骨、风府、两肩（从发际至肩髃）、风池、膻中、前胸、背膀（肩胛）、脊椎、痒子窝（腹股沟两侧）、上肢（曲尺至手腕）、下肢的脚弯（腘窝、委中）等。在具体的操作过程中，可根据不同的病症，选用不同的药汁作为润滑剂。

（1）姜片刮是用姜片为刮器，有助于散风冷之毒。

（2）铜钱刮是以铜钱为刮器，可以起到镇惊的作用。

（3）牛角刮是用牛角切开后加工而成的。

（4）骨刮是用马、牛、猪的肋骨加工而成的。

刮治法具有疏通筋脉、发散风寒、祛风定痛等方面的作用，常用于治疗头痛、头晕、发烧、各种瘀症及风气（风湿）筋痛、肉痛等病症。在操作的时候，主要注意两点事项。第一，由轻到重，轻重适当。一般以发红为度，如果过度会导致皮肤损伤。第二，在刮治的过程中，要注意清洁卫生和环境温度。

## 六、放血法

苗医理论认为，致病毒素进入人体之后，会通过血液传到全身或特定的部位，而毒素在某些部位如指尖、舌下等较为集中。如果于毒盛之时在特定部位放血排毒，就会使毒性大为减轻，从而更有利于治疗，甚至仅通过放血，就能够将毒素消除。在进行指尖放血时，可以先通过拍、抹等手法将毒赶至指尖，然后再放血。在放血时，先让病人坐稳，医者站在病人侧面，双手一前一后从肩部往下拍打20余下，再用手往下推压至指尖，之后让患者捏紧手腕部位，用线扎紧中指，然后用消过毒的针刺破指尖，使之出血，一般情况下，挤出1~2滴即可。舌下放血法也是先让病人坐正，然后用消过毒的针刺破舌下青筋，使之出血，同样是出1~2滴即可。在操作的过程中，一定要注意卫生，以防感染。

放血法主要适用于治疗霍乱吐泻、脘腹疼痛、头痛头晕、发烧等病。

## 七、熏蒸疗法

熏蒸疗法是用药液蒸汽对患者进行熏蒸，药效成分可随药汽经呼吸道和扩张的毛孔进入体内。熏蒸法具有药疗与热疗的双重效果，可起到排出毒素、疏通筋脉、祛风除湿、消肿止痛等作用。这个方法主要是通过适宜的温度和药物配合，使身体的毛细血管扩张，加速血液循环，使体内的毒素随汗水、尿液、泪水、鼻涕等排出体外，起到促进新陈代谢、净化肌肉、筋脉、气血、汁水的作用，从而使肌肤、韧带、肌腱、筋骨、血脉等协调通畅，达到治疗和保健的目的。

具体的操作方法，可以根据客观条件来实施。如果是在农村，可以安一口大铁锅，锅中加入药物和水，锅上放一块木板，患者除去衣物后坐在木板上，四周用被单之类的物品掩住，以防药汽漏掉。然后把烧红的砖块放入锅中使药液温度升高放出蒸汽。如果汽量不足，那就再加热砖，直到患者汗液出透为止。

如果是在城市，则可以制作一个专用的蒸汽箱，将药液煮沸后再将蒸汽引入蒸汽箱中。患者脱去衣物后在箱中接受熏蒸治疗。

熏蒸法可以治疗多种常见病和多发病，尤其对急、慢性风湿性关节炎、类风湿性关节炎、肩周炎、痛经、闭经、韧带撕裂、水肿、上呼吸道疾病等的疗效相当显著。此外，该方法对人体保健，消除疲劳，消除黄褐斑、雀斑、青春痘，减肥等均有突出的疗效。

据统计，熏蒸疗法可治疗 50 多种疾病，是一种值得深入研究和推广的方法。

在使用熏蒸疗法时，需要注意如下几点事项。

（1）心脏病、高血压患者，孕妇，年老体弱者忌用本法。

（2）注意掌握好温度和时间，温度太高或时间太长，会对患者造成伤害。

（3）根据病情选用对症的药物。

## 八、佩戴法

佩戴法是一种将药物佩戴在身上，通过药物散发出来的气味散布身体周围并吸入口鼻，以达到预防和治病的目的。这种方法又称为"隔药法"，也就是隔阻邪毒、躲避虫蛇的意思。这个方法主要用于小儿，当然成人也可以用。

具体的操作方法是把选定的药材经加工后装入特制的布袋或香囊中，并佩戴于胸前，每隔数日更换一次，也可以将药物缝装在小儿的帽檐或肚兜上。

这个方法主要适用于预防感冒、小儿惊吓、腹痛等症。

### 1. 预防疾病

如预防感冒，通常用艾叶、白芷、姜、藿香等药物。

### 2. 治疗疾病

如治疗小儿受惊吓，可用仙人架桥、马蹄草、夜关门加上几粒米来佩戴；如治疗腹痛，可用山慈姑、蜘蛛香等；如治疗腰蛇病，可用雄黄；如治疗心痛，可用菖蒲。

在使用的时候，需要注意两点：第一，药物不可太细，以防药粉外漏；第二，要对症下药，一般多选用含挥发性成分的药材。

## 九、包敷疗法

包敷疗法是最古老但也很常用的治疗方法。一般是将新鲜药物捣烂后直接包在患处或选定的部位，使药物的药性通过皮肤进入体内，从而达到治疗的目的。

在具体操作上，应根据病情的需要选定药物，生鲜药物捣烂后包敷于选定部位。如果是干药，则需要先研成粉末，再加水、酒、醋等调成糊状，然后再包敷。

适合用包敷疗法的疾病种类比较多，外病、内病均可，但以局部疾病为多。治疗的主要疾病有跌、打、损、伤，蛇、虫、兽伤，以及疔、疮、痤、花、风湿、骨痛等病。此外，也可将药粉调入鸡蛋中，用桐油煎蛋，趁热包敷在肚脐上以治疗腹痛、腹泻等症。

使用包敷疗法时，应注意如下事项。

（1）治疗有伤口的疾病时，要注意卫生和消毒，以防感染。

（2）对于毒蛇伤，拔脓时应留出通道。

（3）刺激性比较大的药物要慎用。

## 十、拍击疗法

拍击疗法是通过医生在患者身上的一定部位拍击，以刺激生灵能对身体的调节，通气通脉而达到治疗疾病的作用。

操作时，先让病人端坐或平躺，医者将手洗净，蘸上适量白酒后用手掌在选定部位上进行拍打，力度不宜过轻，也不要太重，以病人能忍受为宜。有时还可以配合捆扎法，把拍击的部位上下捆住后再行拍击。

拍击疗法多用于成人的急症，如拍击病人的小腹及大腿内侧以治疗"扯肠风"和"缩阴症"；用线捆扎上臂两端后拍打手肘，以治疗上吐下泻等症。不过，在对一些敏感的部位进行拍击时，力度要轻一些。

在进行拍击疗法时，需要注意以下两点：第一，拍击的轻重要适当，一般是由轻到重，直至病人难以忍受为止；第二，对于年老体弱者、小儿或有其他严重疾病的人，不宜采用此法。

## 十一、推拿法

推拿法是苗医常用方法，主要用于治疗儿科疾病，通过对选定部位的推拿达到舒通气血、扶持人体生灵能、排除毒素以治疗疾病的目的。

苗医认为，小儿年幼，发育不全，脉象不准，又不能用语言准确表达，所以诊病以察看指掌为主。观察小儿食指外侧、虎口、鱼际等处脉纹的形状和颜色变化来诊断疾病，把病情诊断清楚后再行治疗。

推拿法除了可以治疗儿科疾病以外，还可用于治疗成人的风湿病、疯狂病等。

在操作前先准备适量的菜油、姜、葱，把姜、葱放入油中稍煎后放凉，推拿时用手蘸这些油。一般情况下，冷病推上三关、小三关、运八卦等；热病推六腑，推下七节、运天河水等；如遇大热之症，比如高烧、出大汗、口大渴等情况，则用打马过天河、推退六腑、水中捞月等法。苗族民间有"推上三关热如火，退下六腑冷如铁"之说。

湖南的已故著名苗医刘运开先生曾提出常规取穴、辨证取穴、对症取穴和反佐取穴的取穴四原则，并提出了"补肝易动风，补心易动火"的新观点，还把推拿手法总结为 10 种，即推、揉、拿、按、摩、运、搓、摇、掐、捏，具体如下。

（1）推，即以拇指桡侧在穴位上进行直线推动，分直推、旋推、分推三种形式。具有通关开窍、疏通筋脉、排出毒邪、调节内体等作用。

（2）揉，即以指端、掌根或鱼际等处，婉转回环地贴住皮肤，并带动皮、肉、筋、脉转动。具有通气散血、消肿止痛的功效。

（3）拿，即以拇指和其他手指对称用力，连续一松一紧地提拿选定部位的肌肉、筋腱、皮下组织和皮肤。具有祛风止痛、疏通经脉、缓解痉挛的功效。

（4）按，即以指尖或螺纹面直接在穴位上施加压力。具有止痛、止呕、止泻、止咳等功能。

（5）摩，即以拇指、食指、无名指三指的螺纹面或掌心附于相应部位上，进行顺时针环形摩转移动。具有退气散壅、帮助交环、缓解疼痛之效。

（6）运，即以指端接触皮肤，沿一定方向进行直线或弧线运行。具有运惠气、祛毒气的作用。

（7）搓，即用拇指、食指的指面或双掌的掌面挟住一定部位，同时双向用力，快速搓捻。具有疏通筋脉、舒关节、帮交环、消食积之功效。

（8）摇，即用两手扶住穴位的两端，做前后、左右、上下摇摆的活动。具有活动关节的功效。

（9）掐，即用拇指指甲直刺穴位。具有调动人体生灵能、开窍醒神、止痛止惊等方面的作用。

（10）捏，即以拇指的指面与食指的桡侧端相协同，不断提捏起脊柱两侧的皮肤。具有激发人体生灵能、健胃而帮交环，以及促进体内功能协调的作用。

运用推拿法的时候，需要注意如下两点：第一，要慎重使用，因为如果用之不当，就会造成严重的不良后果，在苗族民间就有"推错一手三天死，掐错一爪七天亡"之说；第二，手法的轻重要适当，过轻难以取效，过重则易伤患儿，所以医者要对推拿技法进行严格的反复训练，直到熟能生巧才能进行诊治。

## 十二、外洗法

外洗法是浸泡、冲洗全身或局部病灶的治疗方法。

具体操作方法如下。

（1）浸泡法：将药物煎熬过后，取药汁放入浴盆中，温度保持在25~35℃，或患者可以接受的温度。患者除尽衣物在盆中浸泡半小时左右，可配合适当的按摩，每日一次。

（2）冲洗法：将药物煎熬过后，用药汁反复冲洗患部，冲洗后可结合包敷疗法治疗，下次换药时再行冲洗。

浸泡法主要适用于风湿麻木、偏瘫、大面积的皮肤病等的治疗。冲洗法则主要用于局部的疮、花、癣等病的治疗，比如有些苗医治疗化脓性骨髓炎时，最常用的方法就是用药液反复冲洗溃口。

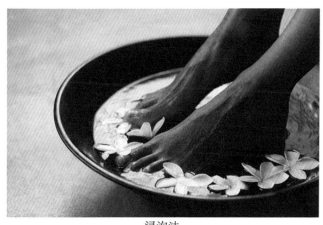

浸泡法

在使用外洗法时，需要注意如下几点。

（1）浸泡法应注意保持适当的温度，在浸泡的过程中，如果药汁的温度变凉，要及时补充热的药汁，以保持温度。

（2）根据病情的不同选用相应的药材。

（3）冲洗法所用药液为新制，用煎、煮、沸的方法来消毒，以防因用变质或受污染的药液导致局部感染。

## 十三、掐脊疗法

苗医认为四大筋脉分布全身而汇于脊。筋脉系统是气、血运行的通道，是人体各器官组织沟通的渠道，当然也是各种毒邪由外入内的途径。而掐脊疗法主要是通过在脊两侧进行掐、抓、按等手法以疏通筋脉、调合内体、帮助交环而治疗疾病的方法。

掐脊疗法的实施部位在第十胸椎起至第十九椎止的脊柱两侧各一寸半到两寸处。手法有重掐法、重抓法和重按法三种。

（1）重掐法：病人坐着或者俯卧，医生剪去指甲，找准部位，叉开虎口，让拇指和食指分开，用两大拇指尖掐紧病人两侧的部位，从上至下来回重掐，往复数次，以寻找要穴。每掐的时候，都要问病人是否有舒适感。如果有舒适感，痛感消失，称为得气，也就是找到了要穴。在要穴上反复重掐数次，然后用手轻揉被按的部位，以缓解肌腱，促使气血通调。这个方法比较适合肌肉中等肥厚的病人。

（2）重抓法：病人姿势同上。找准部位以后，用双手的拇指、食指、中指和无名指共同用力，重抓两条粗大的筋腱，由下而上，再由上而下抓，反复寻找要穴。得气后，再重抓数次，然后用手轻揉被抓的部位，以缓解肌腱，促使气血通调。这个方法比较适合肌肉较薄的病人。

（3）重按法：病人姿势同上。找准部位以后，医生双手握拳，用突起的第二指关节骨顶住病人脊椎两边部位的粗大筋腱，先由下而上，再由上而下重按。每重按一下，都要向脊骨滑动少许。得气后，反复重按数次，然后用手轻揉被抓的部位。这个方法比较适合肌肉肥厚的病人。

掐脊疗法主要用于治疗腹胀和各种急腹痛。在施治的过程中，需要注意如下几点。

（1）这个方法的手法比较重，所以不适合年老体弱者、孕妇和幼儿。

（2）对外伤性腹痛、肠穿孔、弥漫性腹膜炎、肠梗阻、腰扭伤和腰背部有病变的情况，都不宜施用。

（3）要特别注意对穴位的寻找，得气方能获得理想的疗效。

## 十四、接骨疗法

接骨疗法是针对骨折或关节脱位患者，在治疗时先将骨折和脱位处用手法进行复位，然后再结合固定（一般用小夹板固定），加上内服或外敷药物进行治疗的方法。治疗骨折是苗医的特长之一，如云南《马关县志》记载："苗人……有良药接骨生筋，其效如神。"足见苗医治疗骨折确有独到之处。苗医治疗骨折实际包括两个方面的内容，即手法（正骨法）和药物（苗伤药）。传统苗医接骨的原则是生命第一，功能第二，肢形第三。凡遇到骨折者，首先要做的就是抢救其生命，其次是努力恢复其功能，最后才是对肢形的要求。这也是历史条件所限，如今很多苗医已经能够借助现代的透视设备，使复位更加精准，加上苗药促进骨痂生长的优势，对骨折的治疗更是如虎添翼了。

苗医的正骨方法一般包括端比、揉摸、扯拉、按压、斗接、捏合、绑夹、用药八个程序。对于关节脱位，只需要前六个程序就可以。而对于某些特殊部位的复位，苗医还创造了一些特殊的方法，比如治疗胸椎骨折的"背椅法"，用于腰椎复位的"双胳膊悬吊法"，用于肩关节脱位的"悬梯移凳法"，等等。下面就简单介绍一下八个正骨方法。

（1）端比：端是用手将伤处端起，"比"是与正常状态和功能对比，或与健侧做比较。通过比较可掌握伤部的异常改变，以便于准确诊断和与矫正后的形态做衡量。

（2）揉摸：是在骨伤部位及周围揉摸，一方面能充分认准伤的类型和特征，另一方面也使患部气血得到缓和与舒通。

（3）扯拉：是将患肢或患部悬起后用力拉扯，使骨伤处的肌肉伸长，骨断端或错位处有一定的空隙，以便对位。

（4）按压：是在骨伤两端扯长之时立即进行，把突出的骨端压进原来的位置起到复位的作用。

（5）斗接：是在按压复位之时把骨头斗拢。

（6）捏合：是在斗接后用手指在骨伤处捏按使伤骨的复位完整，也使周围组织的气血调和。

（7）绑夹：在捏合之后，常用棉花、布片等作为软垫，然后用杉木皮、木板等作为夹板加绷带捆绑固定，以免活动错位而影响接骨效果。3~5天后可打开观察骨折部位的情况，如果正常则还需继续上夹板一个月左右，若已错位则需重新对接。对特殊部位的骨折采用特殊的固定方法，如颈椎部用平衡法固定；肩胛骨部位采用三脚架桥形方法固定；肩关节脱位用纱布包法固定；髌骨骨折用卷圈法固定等。

（8）用药：包括口服用药和局部用药两种。局部用药可先将鲜药捣烂包敷后上夹板，也可用酒泡药后去渣取汁在上夹板后滴在患处。常用药物有三百棒、大血藤、小血藤、血三七、接骨木、伸筋草、爬岩姜、大泽兰、一点血、接骨草、散血莲等，以达到通气散血、续筋接骨、消肿止痛的作用。

在使用接骨疗法时需要注意如下事项。

（1）医者必须跟师父系统地学习过，并在师父的指导下积累一定的临床经验，然后才能单独出诊。

（2）在实际的诊断中，应当配合现代医学的检查手段，以验证断骨的复位情况，这样会更为科学可靠。

（3）给患者治疗后，要嘱咐患者不要急于活动，而是要卧床休息一段时间，以免影响效果。

## 十五、按摩疗法

苗族称按摩疗法为"江滚摩"疗法，就是通过医者在病人身上选定的部位实施推、摩、揉、捏、按、拍、搓、扶等手法，以达到舒缓肌肉、疏通筋脉、扶正异位、消除疲劳等作用的方法。

如果是为了保健和消除疲劳，往往是进行全身性的按摩，多用摩、揉、捏、拍、搓的手法；如果是为了治疗，则要根据病情需要而定，比如妇人因子宫位置不正常而导致不孕，就用推、扶等手法让子宫复位，孕妇胎位不正时也可通过这些手法使胎位回正，在胎位回正后，还要用布带进行固定。

综合各地的情况主要有锤、揉、摩、扯、搓、卷、捏、掐、啄、抓、按、摇、拍、推、扶等十五种手法，具体介绍如下。

1.锤法

以手握拳，捶打选定部位，轻重适度，先轻后重、由上到下。此法多用于背部。

2.揉法

以掌面或拇指面或中指面压住肌肤，稍用力压揉以带动深层肌肉组织旋转。

3. 摩法

本法的操作与揉法基本相同，但用力稍轻，不带动深层肌肉，只带动皮肤旋转即可。

4. 扯法

扯法分单扯法、扯切法和扯弹法三种。

（1）单扯法：用拇、食二指扯拉，如扯耳朵、扯十指等。

（2）扯切法：用左手拇指、食指扯住肌肤，右手以掌为刀猛砍左手，扯拉之肌肤使之滑脱。

（3）扯弹法：用拇指与食指第二节或用食、中指的第二节（双指均弯为内钩）夹起肌肤拉弹之。

5. 搓法

取手掌在选定部位上下或左右搓动。

6. 卷法

卷法即推卷法。用拇指与中、食指相对，捏起皮肤，边拉边向前推动。此法多用于背部。

7. 捏法

用拇指与中、食指相对，拉扯皮肉，使之自然滑脱。

8. 掐法

用拇指指甲掐刺皮肉，取酸、麻、胀、痛的感觉。

9. 啄法

啄法即啄叩法。除拇指以外的四指相并微弯曲，利用指甲叩啄皮肤，如鸡啄米。多用于脊部和头部。

10. 抓法

用十指指甲轻触皮肤抓搔。多用于背部。

### 11. 按法

按法即按压法。用中、食指面或拇指面按压，例如按太阳穴、按风池穴等。

### 12. 摇法

摇法即摇晃摆动。分左右、前后和旋转连环摇摆三种。

### 13. 拍法

以空心掌击选定部位，以背部和四肢为多用。

### 14. 推法

以双掌或单掌在选定的部位朝着一定的方向反复推动。

### 15. 扶法

扶法与推法相似，但其针对性较强，方位较准，主要是扶异位归原位，而非泛泛地推动。

一般来说，这十五种手法可根据具体情况选择和配合使用，主要适用于消除疲劳、扭伤、肌肉劳损、风湿，调节子宫不正、胎位不正等。

## 十六、捏筋疗法

捏筋疗法主要是通过各种手法捏揉有关部位的大筋、皮下筋膜和皮肉，达到疏通筋脉、缓和拘急、刺激局部、促进血液循环，以及治疗疾病的作用。

捏筋法包括捏推法和捏揉法两种。

### 1. 捏推法

医生用双手手指提捏筋膜，皮肉向前推动。其手法有两种。第一种是医生用拇指桡侧缘顶住皮肤，食、中指前按，拇、食、中三指指端夹住皮肉筋膜，同时用力提拿，双手交替移动，向前推进。第二种是医生用食指屈曲，以食指中节桡侧缘顶住皮肤，拇指端前按，拇、食指夹住皮肉筋膜，并用力提拿，双手交替向前推滑。

2 捏揉法

医生用五个手指掌面夹住病人筋膜肌肉，一松一紧地夹持，类似于弹筋之法，但无提弹动作。捏揉法主要用于捏颈部大筋、腋前筋、腋后筋、上臂筋、虎口（合谷）等处。

捏推法主要用于脊背部，上至肩颈，下齐尾骶部，自下而上，捏推脊柱两侧的皮肉，所以也称为"捏脊法"或"翻皮筋"。

捏推法主要用于风湿性腰背痛、劳伤、头晕头痛、恶心呕吐、打饱嗝、腹胀、肠鸣、消化不良、小儿腹泻、干瘦病等，尤其对消化不良、腹胀、恶心、全身不适等有立竿见影之效。一般来说，热病者，自上而下捏推；冷病者，自下而上捏推。可一边捏推，一边上提抖动，也可捏推到终点时，再上提抖动。具体病情具体确定，但一般不宜同时来回上下捏推。操作时间为3~5分钟。捏推后，病人有一种轻松舒适之感，病情即渐好转。必要时，也可配合弹筋、掐筋等法，交替使用。

捏揉法主要有以下几种情况。

（1）捏颈肩筋：此法是医生用两手捏按患者左右两侧的颈项筋和两肩筋。自上而下捏揉，从颈后风池穴处捏揉到两肩部。操作宜缓慢，用力适度，主要用于头昏头痛、颈项不适、落枕、肩颈酸痛等的治疗。

（2）捏腋前筋：揉捏腋前筋主要用于胸闷、胸痛、肩臂痛。捏此筋时，会胀及前胸、上臂，捏完之后，胸部、后臂会感到很舒适。

（3）捏腋后筋：此法操作同捏腋前筋，主要用于治疗颈背部疼痛不能后转、胸痛、头痛、头昏眼花等。

（4）捏揉上臂筋：此法是让病人侧卧，左或右上肢外展，医生用拇指放在病人上臂外侧，其余四指放在上臂内侧，相对捏揉，自上而下，捏到手弯（肘窝）处，反复操作 3~5 分钟。主要用于治疗肩关节痛、颈部痛、上臂痛、头昏眼花、胸闷胸痛等。

（5）捏揉虎口：此法是让病人手指微屈曲，自然放松，医生用拇指放在病人腕部外侧、拇指上翘时两指筋的陷凹处，其余四指放在掌侧，自上而下，沿一、二掌关节间隙，经虎口，循食指外侧缘，下至食指甲角旁，反复捏揉 1~3 分钟，再以拇、食指端放在合谷（虎口）处，捏掐 2~3 分钟。主要用于治疗头痛、牙痛、头昏眼花、鼻塞流涕等。

（6）捏揉股后筋：让病人俯卧，两脚伸直，医生用两手四指并拢，放在病人大腿根部内侧，两手拇指放在病人大腿根部外侧，自上而下捏揉，经脚弯筋、脚小肚达脚跟处，反复操作 3~5 分钟。主要用于治疗腰腿痛、坐骨神经痛、脚麻木、脚小肚抽筋、脚小肚酸痛不能久站、挑抬过重引起下肢筋骨酸痛等。

在实施捏筋疗法时，需要注意两点：第一，要注意手法的轻重适度，过轻达不到效果，过重则病人难以承受；第二，对手法和部位要经过反复实践，直至熟能生巧后，方可为病人施治。

## 十七、烧姜疗法

烧姜疗法在苗族称为"哦婵"疗法，是把姜片置于一定的穴位，在姜片上燃烧药物，通过姜片透过热力和药物的双重作用以促进机体气血的运行，达到温经散寒、疏通筋脉、除湿止痛的效果，与中医的灸法颇为相似。

首先把生姜切成数片，厚度约3厘米，艾叶或冰片适量（如果使用艾叶，则要制成绒球再使用）。

一般多用于阿是穴，当然也可以根据不同的病情，选择一些固定的穴位，比如头部的太阳穴、百会穴，背部的肺俞穴、胃俞穴，腰部的命门道若穴，腹部的中脘穴、神阙穴、关元穴，下肢的环跳穴、足三里穴、三阴交穴，上肢的户头穴、曲池穴、合谷穴，等等。

具体的操作方法，是把生姜片放在要灸的穴位上，姜片上置药物——冰片或艾叶绒球（艾叶晒干，碾碎为绒，握紧为球，以免点燃后散落烫伤皮肤），点燃药物，待艾叶或冰片燃尽后去掉药灰，换上药物再烧，每穴可烧1~2次，每次可同时烧2~3穴。温度以患者能够忍受为度，过烫时可把姜片稍提起来。灸后皮肤潮红充血。如果是痈、疽、疮毒，那就用大蒜代替生姜，一般每天施灸1次。

这个方法适应的病症主要有伤风感冒引起的疼痛，顽固性头痛，血弱症所致的头昏，风湿性关节炎，肠炎，腹泻，神经衰弱，抽搐，昏迷和各种痈、疽、疮初起等。

需要注意的事项有如下几点。

（1）不宜在有各种皮肤病、溃疡的部位实施。

（2）禁止在孕妇的腰、腹部实施。

（3）注意避风，以防吹落药物烫伤皮肤。

## 十八、拔黄毒法

苗医认为，正常情况下黄疸水无毒，还有健胃消食的作用，而人生黄疸多因毒犯肝架致肝胆炎热而黄疸水外泄，窜至肌表的体现，形成对人体有害的"黄毒"。拔黄毒法是通过肚脐局部的熏拔，把黄毒集于肚脐，然后拔出。

操作方法是将薄草纸用笔管卷成筒状，一端以纸封住并用融化的黄蜡将纸筒四周浇匀（不要使蜡进入筒内）。让患者仰卧，把蜡筒罩在肚脐上，以蜡封固的一头朝下，再以面粉团做圈，护住筒根，不让其泄气。之后，点燃筒头，使其烧至筒根的面粉圈处。一根烧完后，再烧一根，同时观察脐中，如果发现有如鸡蛋黄样的黄水渗出，说明毒素在排出。一般情况下，轻者烧七八筒，重者要烧数十筒，每日 2 次，直到没有黄水渗出炎上。黄水尽则黄疸自消。

这个方法主要适用于身黄如金或兼肿胀、呕吐或眼目赤黄者。

在操作时，需要注意如下几点。

（1）医者要戴上口罩、手套等防护用具，以防被患者传染。

（2）黄水可用棉球蘸取并用火烧掉，不要随便丢弃，以免造成污染。

（3）操作时一定要细心，避免灼伤患者皮肤。

## 十九、神灯照法

神灯照法是采用特制的细药条点燃后熏烤局部，起到药熏、热烤的双重作用而达到赶毒、攻毒的目的，主要用于治疗各种疮、痈、肿毒，可配合内服和外敷药物，这样可以取得更好的疗效。

需要准备的药物主要有雄黄、朱砂、血竭、没药各 3g，麝香 0.5g，全部研成细末。然后用棉纸包裹，捻为一寸（约 3.3 厘米）长短的细药条，每根药条捻入药物 1 厘米，以麻油浸透备用。

操作时，取药条点燃，于患处 1.5 厘米处由外向内圈式缓缓运行而照。疮毒随药气被驱散而不至内攻。刚开始时，先用三条，然后逐渐增至五条、七条，疮势缓和后，再逐渐减量。每日照一次，轻者三到五次，重者六到七次即可。最后以外贴膏药，内服托里之剂收功。

神灯照法主要适用于背花、对口疮、乳痈、乳岩及各种无名肿毒，不论脓已成或未成，已溃还是未溃均可，对于头面处难用艾灸及阴疮不能起发等情况更为适合。

在操作的过程中，主要注意两点：第一，照的距离要适当，以有熏热感为宜，太近易灼伤局部皮肤；第二，药条一定要捻紧，否则药粉容易掉出来。

# 奇治法

奇治法既不是内治，也不是外治，主要是医者通过咒语、化水、画符、意念、法事等方式对疾病进行治疗，往往具有浓厚的巫术色彩。

巫医结合是苗族医学中的特殊文化现象。在本书的第二章，我们已经介绍过巫与医的长期共存与苗族特殊的历史背景有关，苗族大都是从原始社会直接过渡至社会主义社会的，地区的封闭、文化落后是其巫医共存的根源所在。其实，以现代科学的眼光来看，巫术的主要内容——咒语和字讳可能并没有什么实质性的直接治疗作用。但针对苗族特殊的历史背景和根深蒂固的传统观念而言，确实可以起到心理治疗和取得病人精神上积极配合用药的客观效果。现代科学认为，当患者接受实际上没有药理作用也无毒副作用的药物或治疗时，其病情和病状却有所改善，这在医学上称为安慰效应。美国科学家最新研究发现，安慰效应的产生和人脑中抑制疼痛与压力"Mu-阿片受体系统"的激活有关。而苗医的奇治法至少具有安慰效应的原理和作用。

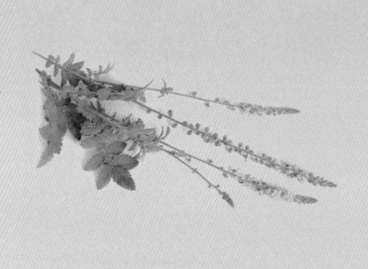

# 第四章
# 苗医对病症的分类

　　在苗族地区，一直广泛流传着"病有一百单八症"的说法。当然，由于苗族文化的多元性，各地苗医对疾病的命名方法和分类方法不完全一致。总体来说，苗族喜欢用一些固定的数字来概括疾病的种类，比如贵州东部松桃一带有四十九翻、四十九症、十丹毒（共一百零八种），以及新生儿十二胎病、小儿十二胎病。黔东南地区的三十六症、七十二疾，西部有三十六惊、七十二症、七疗八癞；湖南有三十六风、三十六惊、七十二症、九十二仆、七十二痧；广西则有七十二风。不过，这些数字往往只是一些模糊的概念，实际上可能比这多，也可能比这少。由于各地分法有异，某一种疾病在此地被归为风类，在彼地可能被归为惊类或症类，一病多名，或一名多病的情况较多，相对较为混杂。而比较有代表性的，则主要有风类、惊类、翻类、症类、小儿胎病、小儿抽病等。

# 风类疾病

风类疾病是指由风毒入侵而造成的疾病，通常以疼痛、痉挛、肿胀、眩晕为主症。广西融水一带的苗医有"七十二风"之说，湖南花垣和贵州西部的苗医有"三十六风"之称，湖南凤凰的苗医则总结出了"十二风症"。下面我们就参考各地的情况，主要介绍比较常见的十种风类疾病。

1. 半边风

诊断要点：主要表现为半身不遂、口眼歪斜（类似于中医的中风、偏瘫）。

病因：恶性风毒深犯四大筋脉，半身筋脉阻塞不通。

治则：疏通筋脉，通气散血。

治疗方法：内治法和外治法配合使用。

（1）外治法：先用弩药针扎瘫痪的半边，以关节为主，其他部位进行散刺。在针刺过的部位上盖一块湿毛巾，取一碗药酒，将其点燃后抹于毛巾之上烧，至皮肤发热、发烫为止。烧3~5遍，3~5天烧一次，然后内服汤药。

（2）内服药处方：透骨香、见风蓝、黑骨藤、白金条、三角枫各15g，水煎内服。

（3）弩药的制法：乌头20g，独脚莲30g，一枝蒿20g，马蜂窝30g，老虎尿50g（没有也可以不用），用1kg酒泡24小时以上即可。

（4）弩针的制法：取缝衣针一枚，捆于一只筷子的顶端，针尖超出筷子 2~3mm（以限制刺入的深度）。

烧药火法所用药酒的制法：十大功劳、透骨香、见风蓝、黑骨藤各30g，用 500g 酒泡即可。

需要注意的是，在烧药火时特别要注意适度，以手摸患者皮肤发热为度，注意不要烫伤患者。

2. 顺筋风

诊断要点：主要症状为一条筋痛，自臀部起延伸到脚下，活动受限（类似于坐骨神经痛）。

病因：风毒阻于腿脚局部筋脉。

治则：祛风除湿，舒筋止痛。

治疗方法：内治法和外治法配合使用。

（1）外治法：先用弩药针沿着痛筋扎针，并在扎针部位打砸角（或拔火罐）。然后在针刺过的部位上盖一块湿毛巾，取一碗药酒，将其点燃后抹于毛巾之上烧，至皮肤发热、发烫为止。烧 3~5 遍，然后内服药酒，3~5 天烧一次。

（2）内服药：伸筋草、大血藤、小血藤、见风蓝、透骨香、黑骨藤各50g，用 1.5~2kg 酒泡，每天服 3 次，每次服 50g。一般 7 天便可取得良好效果。

3. 冷骨风

诊断要点：诊断要点为骨头骨节冷痛，遇寒更甚（类似于中医所称的寒痹）。

病因：风毒冷毒滞留于骨。

治则：祛风除湿，逐冷止痛。

治疗方法：内治法和外治法配合使用。

（1）外治法：外治法与顺筋风相同，内服的药酒也相同，但同时还需服用汤药。

（2）内服汤药的处方：倒触伞、牛尾笋、土打伞、追风伞鲜品各 20g，炖瘦猪肉 500g 或仔鸡一只，吃肉喝汤即可。

4. 冷肉风

**诊断要点：**主要表现为局部肌肉疼痛发凉，遇冷更甚。

**病因：**风冷之毒滞留局部肌肉、筋脉。

**治则：**散寒祛风，疏通筋脉。

**治疗方法：**

（1）在患部盖一块湿毛巾，取一碗药酒，将其点燃后抹于毛巾之上烧，至皮肤发热、发烫为止。烧 3~5 遍，然后配合内服药酒，3~5 天烧一次。

（2）紫花曼陀罗根 3g，五花血藤、透骨香、活麻根、金毛狗脊各 10g，用 500g 酒泡，然后内服。每天 2 次，每次 30~50ml。

5. 湿热风

**诊断要点：**主要表现为手足心发热，关节疼痛发热，红肿，不能盖被。

**病因：**热毒、风毒内犯，流注筋脉和关节。

**治则：**祛风清热，疏通筋脉。

**治疗方法：**石南藤、排风藤、小白龙须（草本）、红活麻、黑骨藤各 10g，炖肉 150~250g，然后吃肉喝汤，每周两次。有心慌症状者用雷丸磨水配合本药服用。

6. 眉毛风

**诊断要点：**眉棱骨痛，午时和晴天更痛，夜间或阴雨天减轻，有的伴有头昏头痛。

病因：风犯眉棱，结滞而痛。

治则：清热散风，化滞止痛。

治疗方法：

（1）在眉棱骨最痛处找到竖立的那根眉毛拔掉。

（2）见血飞 15g，枫树果 10g，水煎内服。

（3）夏枯草 15g，太阳花 10g，金银花 20g，威灵仙 10g，薄荷 30g，水煎内服。

7. 歪嘴风

诊断要点：发病突然，表现为面部口眼歪斜、流涎、讲话困难、不能自制（面部神经麻痹）。

病因：风邪侵入，阻滞局部筋脉。

治则：祛风逐邪，疏通筋脉。

治疗方法：

（1）用马钱子以水泡透后切薄片贴患处。

（2）用走马胎水煎内服。

（3）马岩香、铁筷子、岩川夸各 50g，用 1kg 白酒泡，每天早晚各服 25g。

（4）用蓖麻子数枚捣敷，左歪贴右，右歪贴左。

8. 鸡爪风

诊断要点：主要表现为手颤抖不已。

病因：风毒犯筋，手部筋脉受损。

治则：祛风逐邪，疏通筋脉。

治疗方法：

（1）用野米辣子、木瓜、伸筋草各 20g，水煎内服。

（2）香樟木适量，打烂煎汤，然后用此热汤每日洗泡数次。

### 9. 海底风

诊断要点：表现为脚后跟硬痛，似被石子梗伤或脚心被火烧之感。

病因：风痰之毒结于足跟。

治则：祛风化痰，破瘀散结。

治疗方法：

（1）先用弩药针扎脚跟，然后取一块砖烧红，随后将少许新鲜苦蒿放在上面，稍凉后把脚跟踩在苦蒿上，直到彻底变凉。再用烤热的萝卜片贴在患部。晚上用棉花蘸童便（童子尿），然后包脚后跟约 10 分钟。一般至少四次方能治好。

（2）取生姜、苦蒜、艾叶、辣椒鲜品各适量，然后捣烂。用半截砖头烧红，将药置于足跟，然后放在块砖上，直到砖块变凉止。治疗数次即可痊愈。

### 10. 转筋风

诊断要点：四肢的某一部位突发痉挛性疼痛，肢体弯曲而不能直。多因突然的刺激而发，比如突然遇到冷水等。易发生在小腿肚部，适当休息后则自止。

病因：筋脉失养，遇风冷之毒则凝滞不舒，痉挛而疼痛。

治则：培水养筋，舒缓筋脉。

治疗方法：本病一般不用治疗也会自止。发作之时可按摩局部，或用热敷擦舒缓筋脉。平时可通过药物或食疗补充精水，疏通筋脉，如用地黄、伸筋草、木瓜、大血藤、小血藤、杜仲、骨汤等调理，防止发作。

# 惊类疾病

惊类疾病是以高热、昏迷、抽搐、痉挛及慌乱失措为症状的急性疾病（在松桃一带也称之为"经"）。惊表示受到惊吓的样子，多见于幼儿。在西部和东部苗族，都有三十六惊之说。惊属于急、危、重类疾病，在治疗上也多用打灯火、针刺、掐捏等急救之法。惊类疾病多因热病引起，可由"症"转化而来。最常见的主要有如下十种。

1. 马牙惊

症状：神志昏迷，四肢抽搐，面色苍白，牙关紧闭，口吐白沫，如马磨牙状。

病因：痰热攻脑，魂魄失守。

治则：开脑安魂，泻热逐邪。

治疗方法：

（1）打灯火急救：太阳穴、虎口穴、脐周穴（脐眼上、下、左、右外侧各半寸处）、指缝穴（食指至小指之间背侧指掌缝穴，共三穴），以上各穴打灯火各一蘸。这个方法需要医者经过专业的训练才能施用。

（2）马蹄草30g，车前草30g，用鲜品捣烂，取汁约15ml，兑淘米水约30ml内服。

2. 骑马惊

症状：高热不退，神志不清，双手抽搐，双脚抖动，如人骑马状。

病因：热毒上扰，热盛脑伤。

治则：清脑醒神。

治疗方法：

（1）打灯火急救，方法同马牙惊。

（2）红青菜 30g 捣烂，冲温开水服约 30ml。

3. 步腾惊

症状：嘴唇发乌，步态不稳，如酒醉状。

病因：血脉不和，风毒侵脑。

治则：调和血脉，镇静安魂。

治疗方法：

（1）月月红 20g，红鸡冠花 20g，高粱七 10g，三药共水煎内服。

（3）红花 6g，桃仁 10g，丹皮 10g，防风 10g，石决明 30g，钩藤 15g，甘草 6g，水煎内服。

4. 天掉惊

症状：神志昏迷，四肢抽搐，角弓反张，面色苍白，两眼上视如恐天掉。

病因：热毒伤脑，热盛伤筋。

治则：清除热毒，醒神通筋。

治疗方法：

（1）打灯火急救，方法同马牙惊。

（2）斑鸠窝全草 50g，马鞭梢 35g，水煎内服，并以药液趁热熏洗四肢。

5. 肚腹惊

症状：全身发热，突然腹痛，腹部起数条青筋，四肢微抽，欲吐不吐。

病因：热毒入腹，胃肠不和。

治则：清热逐邪，调胃止痛。

治疗方法：

（1）铁鞭 20g，野烟（牛相打）20g，雨点草（地星宿）15g，均取鲜品捣烂冲温开水内服约 60ml，或水煎内服。

（2）五爪风 15g，露水草 15g，客妈叶 20g，取鲜品捣烂冲温开水内服约 60ml，可以药渣外搽腹部。

6. 半边惊

症状：突然昏倒，神志不清，口眼歪斜，半身抽搐或无力。

病因：风毒内盛，脑架、筋脉受损。

治则：疏通筋脉，逐风醒神。

治疗方法：

（1）打灯火急救：鼻唇沟（人中）、脚心（涌泉）、脑门（百会）等穴各打灯火一蘸，并以朱砂研极细末，温开水冲服。

（2）乌泡叶 15g，金银花 30g，白荆条 10g，土牛膝 10g，水煎内服，并以煎药热气熏洗患侧。

注：本病与半边风同为一病，但所处阶段有所不同，本病主要是指初发时期，而半边风则主要指急性期过后。

7. 咬牙惊

症状：突然昏倒，咬紧牙关，神志不清。

病因：风毒犯脑，神窍被蒙。

治疗方法：散风醒神，疏通体魂。

治疗方法：

（1）打灯火急救：方法同马牙惊。

（2）老人牙 3g，磨水服。

（3）石菖蒲 20g，香樟根 6g，水煎取汁 60ml，兑冰片 0.5g 冲服。

8. 咬舌惊

症状：神志昏迷，咬舌不语。

病因：风毒犯脑。

治则：祛风醒神。

治疗方法：

（1）打灯火急救：法同仙麦惊（马牙惊）。

（2）五皮风 30g，捣烂，兑温开水 30ml 内服，或水煎内服。

9. 热惊

症状：高热抽搐，全身汗出淋漓而热不解，神志不清。

病因：热毒内伏，水液耗伤。

治则：清热醒神，养水舒筋。

治疗方法：

（1）打灯火急救，方法同马牙惊。

（2）红内消 15g，马鞭梢 30g，捣烂外搽手足、关节及大血管处。

（3）葱白 10g，稻谷根须 10g，大蒜 3 瓣，共研细末调蛋清少许贴于太阳穴、百会穴各一小时后取下。

10. 冷惊

症状：面唇发乌，指甲青紫，闭汗身抖，怕冷近火，甚则昏迷。

病因：冷毒内结，闭塞血脉。

治则：发汗驱寒，通脉行血。

治疗方法：

（1）赶山鞭（薄荷）10g，银花 15g，土肉桂 20g 研粉，前二味水煎冲肉桂粉服下，每次用药液约 60ml，肉桂粉 3g。

（2）桂枝 15g，麻黄 10g，川芎 10g，生姜 30g，紫苏叶 15g，水煎内服，并以药渣热洗手脚。

# 翻类疾病

翻类疾病是指因各种瘟疫、虫畜之毒所引发的危急病症，或者在太阳底下暴晒过久导致突然昏迷（虽未昏迷但仆地难起）。翻类疾病多为急惊、快经、重经类疾病。苗医对于这类急症，在用药物治疗之前，往往先使用爆灯火、针刺、掐穴位等外治方法进行急救。翻类疾病多以动物的形象来命名，逼真地反映发病的症状，比如乌鸦翻、蛇翻、蚯蚓翻、凤凰翻、羔羊翻等。

1. 乌鸦翻

症状：头疼、头重、头麻出冷汗，不能言语，头昏眼黑，恶心吐泻，小腹疼痛，发时抽搐，指甲、遍身青紫，或有牙关紧闭，脉散。如果救治不及时就有生命危险。

病因：寒风作祟，闭塞血脉。

治则：散寒祛风，活血通脉。

治疗方法：

（1）如果患者牙关紧闭，就用筷子撬开，让患者翘舌察看，如果发现舌根下有红、黄、紫、黑等疱，就用针刺出血，然后点上雄黄，很多就可痊愈。

（2）采取上面的治疗措施后，如果没有痊愈，再用石竹花子 30g 水煎内服，或车前草 3 根，乌泡刺尖 7 个，捣烂兑白开水热服。然后躺下盖上被子，让身体微微出汗。其间忌服米汤 3 日。

2. 蛇翻

症状：腹胀而痛，倒地如蛇乱滚，遍身出紫黑斑点。

病因：肠胃气闭，皮肤瘀滞。

治则：顺气除胀，化瘀消斑。

治疗方法：

（1）先刺腿弯 3 针，百会穴 1 针，左右足心（涌泉穴）各 1 针，然后搽上草烟油，很快就会痊愈。

（2）南木消 15g，蛇泡草 10g，赶血王 15g，一点血 10g，五皮风 15g，捣烂兑温开水服或水煎内服。

3. 蚯蚓翻

症状：摇头摆手，不由自主，腹泻呕吐，腹痛腹胀，身体辗转侧弯，状如蚯蚓摆动，脉快。

病因：热毒入腹，肠胃不和。

治则：清热止泻，调理肠胃。

治疗方法：

（1）蚯蚓泥（蚯蚓排出之泥）0.5g，兑黄酒 50ml 送服。

（2）葛藤根 30g，五皮风 10g，千人踩 15g，乌泡刺尖 3 个，蚯蚓干 6g，水煎内服。

4. 凤凰翻

症状：倒地后两手摇动如凤凰展翅，喉中气紧，出声如鸡鸣，唇甲紫暗。

病因：风痰相搏，痰阻气道。

治则：化痰通气，祛风活血。

治疗方法：

（1）用鞋底拍打刺激脚心与腰部，再以雄黄末每次 1g，冲姜汤服下，每天服 3 次。

（2）制南星 6g，制半夏 6g，荆芥 15g，陈皮 10g，甘草 10g，水煎内服。

5. 羔羊翻

症状：发病时突然叫声如羔羊，昏倒在地，两眼翻白，满口吐白沫，或前后心窝可见红黑点，醒后如常，俗称"羊癫疯"。

病因：风痰作祟，肺气失通。

治则：息风化痰，通气开肺。

治疗方法：

（1）雄黄 1g，白矾 1g，姜汁 10ml，兑凉水 100ml 冲服。若前后心窝见红黑点，用针刺破，以熟鸡蛋滚针刺处以吸附病邪。

（2）法夏 10g，制南星 6g，陈皮 10g，五爪风 10g，蚕虫 10g，蚯蚓干 10g，紫菀 10g，水煎内服。

6. 象翻

症状：鼻流清水，心窝疼痛，全身麻木，神志昏迷。

病因：冷毒钻心，心肺失调。

治则：补火逐冷，醒神通脉。

治疗方法：

（1）打灯火急救：百会、印堂、合谷、人中各一蘸。

（2）用针刺破两肩出血少许，以雄黄细末点之。忌生冷食物。

（3）干姜 30g，制乌头 6g，天麻根 15g，石菖蒲 15g，气藤 15g，水煎温服。

7. 老鼠翻

症状：唇黑口肿痛，咽喉疼痛，胸膈痞胀。

病因：热邪上犯，胸咽不利。

治则：清热消肿，通气利咽。

治疗方法：

（1）两眉心各刺 1 针。

（2）收山虎 10g，射干 10g，薄荷 15g，菊花 30g，赤小豆 30g，金银花 30g，甘草 10g，水煎内服。

8. 狐狸翻

症状：头痛干呕，不思饮食，头仰汗出，浑身发热，张口胡言，口干舌燥，脉快。

病因：风热上犯，魂体失和。

治则：散风清热，醒神敛汗。

治疗方法：

（1）针刺喉咙窝（天突穴）1 针。

（2）马鞭梢 15g，金银花 15g，石菖蒲 15g，麦门冬 15g，葛藤根 15g，瓜蒌根 10g，南木消 10g，水煎内服。

9. 太阳翻

症状：久晒太阳后，突然昏倒，面色苍白，牙关紧闭，双眼流泪，或伴冷汗淋漓。

病因：光、热之毒入体，窍闭神昏。

治则：开窍醒神，通脉清心。

治疗方法：

（1）推拿急救法：见本书第三章“外治法”之十一“推拿法”。

（2）白刺尖 30g 捣烂，兑淘米水内服或加滴鼻。

（3）金钩藤 30g，夏枯草 15g，金银花 30g，葛根 30g，麦门冬 30g，水煎内服。

10. 猫翻

症状：发病时，鼻翼扇动，呼吸困难，两手抓地，心烦作呕，欲吐不出。

病因：热毒犯土，气壅肺胃。

治则：解毒行气，针刺排毒。

治疗方法：

（1）用针刺两鬓角出血少许，饮服雄黄酒 10~30ml。

（2）金银花 30g，甘草 10g，赶血王 15g，桃花 20g，气通藤 30g，水煎内服。

11. 鹰翻

症状：噘嘴（嘴唇上翘）、心痛（心窝疼痛）、昏迷（神志不清）、唇甲青紫。

病因：冷毒钻心，神志被蒙。

治则：祛逐冷邪，醒神行滞。

治疗方法：

（1）打灯火急救：百会、印堂、人中各一蘸。

（2）针刺肘弯青筋，出血少许，以雄黄点之。

（3）干姜 10g，米辣子 10g，野花椒 10g，石菖蒲 10g，赶血王 15g，水煎内服。

12. 螳螂翻

症状：头斜颈歪，心胃疼痛，神志昏迷。

病因：热邪上扰，气逆壅滞。

治则：清热醒神，和胃。

治疗方法：

（1）以针点刺肘弯出血少许，用老鹳羽烧灰点之。

（2）打灯火急救：百会、印堂、人中各一蘸。

（3）石菖蒲 15g，伸筋草 15g，斑鸠窝（地锦草）15g，马鞭梢 15g，五爪风 20g，水煎内服。

13. 蚊虫翻

症状：神志昏迷，不时吐痰，喉中痰鸣如蚊虫声。

病因：痰蒙神窍。

治则：除痰醒神。

治疗方法：

（1）打灯火急救：百会、印堂、人中各一蘸。

（2）用烧酒拍心窝，直到皮肤变成红色为止。

（3）制半夏 10g，柚子叶 15g，陈皮 10g，石菖蒲 30g，薄荷 15g，水煎内服。

14. 鸭子翻

症状：拌嘴（嘴唇开合不由自主），摇动（身体摇晃），很像鸭子走路。

病因：风毒内扰。

治则：祛风止动。

蘸治疗方法：

（1）针刺咽喉外皮肤出血。

（2）蚕虫 10g，荆芥 15g，防风 15g，倒竹伞 15g，射干 15g，水煎内服。

15. 喜鹊翻

症状：头痛，心痛，浑身痛，眼发黑（眼花缭乱），舌下有紫疔。

病因：热邪上攻，血脉瘀滞。

治则：清利头目，散血止痛。

治疗方法：

（1）以针刺破紫疔，雄黄粉点之，再饮雄黄酒 10~30ml。

（2）菊花 30g，薄荷 30g，制乌头 10g，赶血王 10g，川芎 10g，水煎内服。

16. 鸽子翻

症状：极度心烦，欲吐不吐，抓地抖腿，痛苦不堪，有如鸽子蹶毛（拔毛）之感。

病因：心胃不和，气血逆乱。

治则：顺气调血，镇心安胃。

治疗方法：

（1）鸽子爪 3 根，焙黄为末，黄酒 30ml 送服。

（2）朱砂 1g，柴胡 10g，制半夏 10g，竹菌子 3 个，五爪风 25g，水煎冲朱砂服，每次 0.3g，每日 3 次。

17. 壁虎翻

症状：发病时摇头晃脑，身体摆动，自觉周身不适，舌下有紫疔紫疱或肉角（胬肉或息肉）质地较硬。

病因：湿毒瘀热，聚于舌下。

治则：逐瘀清热，除湿解毒。

治疗方法：

（1）以针刺破紫疗等，用草烟油适量搽患处。

（2）赶血王 15g，冰片 lg，一口血 10g，一点血 10g，金银花 30g，水煎冲冰片内服。

# 症类疾病

症类疾病主要是指常见的疾病，症状一般为疼痛、出血、冷热、呕吐、腹泻、肿胀等，痊愈后大多没有后遗症。根据表现，病症分为多种，苗医习惯称为七十二症。但实际上，症类疾病是范围最广、内容最丰富的一类，所以其数目远不止七十二种。下面我们就来介绍一些比较常见的症类疾病。

1. 头瘟症

症状：头痛如裂，额上现一股红筋，肌肤灼热。

病因：热毒攻头，灼烧筋脉。

治则：败毒清热，通筋止痛。

治疗方法：

（1）灯火法：两太阳穴、百会穴各打灯火 7 次。

（2）金银花 30g，生石膏 30g，川芎 10g，马齿苋 30g，马兰丹 30g，水煎内服，并以药液冷敷头部。

2. 钢蛇症

症状：头剧烈跳痛，有如蛇啄，但额上无红筋。

病因：热毒攻头，气滞血瘀。

治则：清利头目，通脉止痛。

治疗方法：

（1）雄黄 1g 研成细末，兑白酒 30ml 内服。

（2）生石膏 50g，川芎 10g，荆芥 10g，薄荷 15g，蛇倒退 10g，水煎内服。

3. 蛇换皮症

症状：全身多处水疱，痒辣而痛，周边潮红，溃水后，水流到之处，皮肤发生类似症状，此起彼伏，皮肤干痂脱壳，如蛇换皮。

病因：湿毒热郁，滞留肌肤。

治则：清热除湿，收水敛疮。

治疗方法：

（1）牛舌条草 65g，蚂蟥判草 65g，号筒杆根 50g，共捣烂，兑酸汤水煨热后敷浴患处。

（2）五倍子 35g，枯矾 15g，冰片 3g，蛇泡草 30g，半边莲 50g，水煎洗浴患处。

4. 狗儿症

症状：自觉心胸灼热，如火烧燎，呻吟声如小狗。

病因：热壅土界，不得宣泄。

治则：通气退热，润土止灼。

治疗方法：

（1）灯芯草 15g，灶心土 150g。趁热将灶心土置约 300ml 水中，取上层水液 250ml 煎灯芯草内服，每次约服药 60ml。

（2）米辣子（吴茱萸）10g，三月烂 10g，赶山鞭 10g，山栀子 10g，水煎内服。

5.铁箍症（头痛如箍症）

症状：头剧痛如铁箍紧箍一般，患者会忍不住大叫起来。

病因：热毒灌顶，阻塞不通。

治则：清热祛风，通散止痛。

治疗方法：

马鞭草、倒钩藤、地五爪（蛇含草）、芮算青（散血草）、野烟（天名精）各适量，枫香树珠果 3 个，共煎水洗头身，每日 2~3 次。

6.摆子症

症状：先发冷发抖，后发热或热后汗出，头身疼痛，有节律发作，又叫冷热病，实为疟疾。

病因：疫毒入侵。

治则：逐疫除热。

治疗方法：

常山 15g，草果 15g，八角莲 10g，生地黄花菜 30g，赶山鞭 30g，水煎内服。

7.黄病症

症状：眼黄身黄，尿黄如茶，死后骨干而黑。

病因：毒蕴肝架，胆热汁溢。

治则：清肝利胆，排毒退黄。

治疗方法：

（1）算盘子 15g，赶血王 15g，小通杆 10g，败毒散 10g，通关散 10g，全部捣烂，兑酒 7 滴，冲水每次服 60ml，每日服 3 次，并以药渣兑水覆刮全身，将黄毒提出即可痊愈。

（2）酸汤杆（虎杖）15g，毛毛蒿（茵陈）20g，土大黄 10g，山栀子 10g，车前草 30g，水煎内服，或捣烂兑温开水服，连服一周。

8. 男色症

症状：好色成癖，见色发愣，不思饮食，骨干肉瘦。

病因：纵欲过度，精水耗损。

治则：清心理气，退热健胃，补水生精。

治疗方法：

大气草 15g，见风消 10g，雷公果树 10g，棕树根 6g，枇杷树根 15g，石榴树根 15g，寄生草 10g，路边黄 15g，黑豆 7 粒，水煎内服。

9. 血肠症

症状：与经潮期妇人同房后男方小腹胀痛、尿痛，又名"血灌肠症"。此"肠"指男性的阴茎。

病因：血毒入阴，尿路阻滞。

治则：败毒活血，行气止痛。

治疗方法：

（1）酱巴草 100g 煎水取药液约 500ml，再用麻油煎鸡蛋 3 个，与药液同煮内服，并洗痛处。

（2）小茴香 6g，车前草 30g，败酱草 30g，独脚莲 15g，乌药 10g，败毒散 15g，水煎内服。

10. 月家乐症

症状：产后未满 40 天，身体尚未康复，即与男房事享乐，女方遂觉小腹时痛，面黄肌瘦，食欲不振，甚或腹泻。

病因：产后体虚，房劳伤体。

治则：补体活血，排毒止痛。

治疗方法：

（1）搜山虎 15g，土荆芥 10g，通草 15g，土牛膝 10g，水煎内服。腹泻加大血藤和小血藤各 10g，苍白术各 10g，水煎内服。

（2）火过路黄根 15g，小母鸡一只炖吃。

（3）4 块瓦全草 30g，煎水兑红糖服。

11. 奇痒症

症状：周身奇痒难忍，心烧烦躁，坐卧不安，食减眠差，甚则精神错乱，身虽痒而未见疱疹，抓后有痕，严重者皮损血流。

病因：风毒客于肌肤。

治则：清热败毒，驱风止痒。

治疗方法：

苍耳子草 10g，血泡木 10g，泮炮药 6g，牯牛草根 15g，天泡子根 10g，笔壳草（木贼）10g，土荆芥 10g，水煎内服。

12. 痘麻症

症状：

（1）铁痘症：痘长成时顶部色黑如铁。

（2）铜痘症：痘长成时顶部色白稍黄如铜。

（3）高粱痘症：痘出色红，高出皮肤，状如高粱。

（4）奉敬痘症：持续发热，痘出色红，细如小末，易长易消，愈后无痕（麻疹）。因疹出如芝麻，又称"过油麻"。

病因：各种痘麻分别由相应的痘疫毒侵犯肌肤，毛孔闭塞，发为痘症。

治则：清热败毒，除湿消痘。

治疗方法：

（1）铁痘症：蓖麻子 10g，牛钢刺虫（滚山珠）一只，水煎内服。

（2）铜痘症：小杆子 15g，铁灯台（独脚莲）15g，八角香 6g，水煎内服。

（3）高粱痘症：连卜根 20g，水煎内服。

（4）奉敬痘症：南木消 10g，防风 10g，草果 10g，水煎内服。

13. 马尾症

症状：腰背部条索状肿物，色红而痛。

病因：马尾之毒入体。

治则：自身克毒。

治疗方法：用马尾数根（单数），水煎内服。

14. 老蛇缠腰症（带状疱疹）

症状：胸或腹部突生红圈，然后生水泡，周边有红晕，疼痛如刺，常环绕周身发展，发冷发热，或腰部有一带状疱疹。初发处为"蛇头"，后发处为"蛇尾"，如果首尾相接，则病重难治。

病因：湿毒外侵，热火成炎。

治则：败毒除湿，消炎敛疱。

治疗方法：

（1）松针 20g，杉树尖 20g，取鲜品捣烂，调鸡蛋清敷患处。药与蛋清可根据病灶大小确定用量。

（2）白矾 10g，雄黄 15g，研细末调水敷患处。

（3）牛舌条草全草捣烂兑酸汤煎热后从蛇头向蛇尾外敷，一般两天可愈。

（4）蛇倒退 15g，酸咪咪 20g，马齿苋 20g，捣烂兑水外搽患处，或焙干研成粉，用山茶油调敷，效果更佳。

15. 伤寒症

症状：寒热交作，腹痛腹泻，大便脓血，全身红疹，按之不褪色。

病因：火毒犯肠，热伤血脉。

治则：清热退火，活血消疹。

治疗方法：

（1）苍术 10g，防风 10g，羌活 10g，麦冬 15g，玄参 20g，水煎内服。

（2）车前草 15g，赶血王 15g，朱砂莲（薯莨）30g，马鞭草 15g，五爪风 15g，捣烂兑温开水内服或水煎内服。病势急则生用，缓则煎用。

16. 火淋下红症

症状：小腹疼痛。

病因：毒伤肾架。

治则：利尿赶毒。

治疗方法：

（1）丑牛 10g，木通 10g，车前草 30g，皂角 10g，水煎内服。

（2）白茅根 30g，车前草 30g，小蓟 15g，捣烂内服或水煎内服。

17. 腹胀症

症状：自觉腹胀，不欲饮食，但不胀大，亦无腹水。

病因：肠胃不和，气逆不顺。

治则：降气除胀，调和胃肠。

治疗方法：

（1）水黄连 15g，土牛膝 15g，干牛皮 10g，水煎内服，并以药渣揉腹部。

（2）隔山消 15g，南木消 15g，气通 15g，号筒草 6g，柚子叶 10g，水煎内服。

18. 咯血症

症状：胸闷气促。

病因：热犯肺架。

治则：清毒泻热。

治疗方法：

（1）野棉花全草 10g，人发炭 3g。前者煎水 30ml，冲后者服下。

（2）酸汤杆 15g，枇杷叶（去毛）15g，酸咪咪 15g，白及 10g，取鲜品捣烂，兑冷水（井水）100ml，取百草霜 3g 冲服，或水煎内服。病势危急者用鲜品捣服，病势缓者水煎内服。

19. 霍乱症

症状：突然发病，腹痛肠鸣，剧烈吐泻，小腿肌肉或全身剧痛，皮下可有出血点，舌下现乌筋，发热，说胡话。

病因：瘴气疫毒内犯，胃肠失调。

治则：清解疫毒，止泻止吐。

治疗方法：

（1）铜钱蘸菜油刮背部大筋，舌下及十指尖放血 1~3 滴，人中、脐眼各打灯火一蘸。

（2）蒿菜根 30g，马兰丹 20g，茅草根 20g，捣烂冲温开水服或共水煎内服。

（3）金鸡尾 30g，捣烂冲温开水服或水煎内服。

20. 上路野鸡症

症状：鼻血呕血，或伴腹泻色黑，两手大拇指痉挛向掌心屈曲。

病因：热毒上炎，损伤血脉。

治则：清热毒，收敛涩血。

治疗方法：

（1）四棱草（茜草）20g，金鸡尾 15g，三月泡 30g，水煎内服。

（2）金鸡尾 30g，水煎内服。

（3）仙人架桥 10g，上路金鸡尾 20g，蒿菜 15g，算盘子叶尖 10g，上路乌泡刺 10g，诸药洗净共捣烂兑冷开水生服。

（注：此症病势凶险，如果延误救治，会有生命危险。）

21. 下路野鸡症

症状：上吐下泻，大便鲜红，两手四指痉挛向掌心屈曲。

病因：火伤肚架，迫血下注。

治则：清火泻热，补漏止血。

治疗方法：

（1）路坎下金鸡尾 30g，水煎内服。

（2）算盘子叶 15g，酸汤杆 15g，三月泡尖 10g，乌泡刺尖 10g，全部捣烂，冷开水冲服，并用约 100ml 药液灌肠。

（注：此症为下消化道大出血，病情凶险，煎剂不足以急救，内服外用均为鲜品。）

22. 鱼肚症

症状：口干舌燥，多食多饮，饮后渴仍不解，消瘦，便溏，脉弱，腹胀大如鱼肚。

病因：热邪内结，水液亏损。

治则：清火补液，消胀止渴。

治疗方法：

（1）炒茶 30g，冲温开水约 50ml 内服。

（2）葛根 50g，瓜蒌根 15g，麦冬 30g，生石膏 50g，鲜扑地子 100g，水煎内服。

23. 红痢症

症状：腹痛腹泻，大便脓血，红多白少，日泻数次至数十次，里急后重，脉快。

病因：热毒结肠，灼伤血络。

治则：清热止痢，收涩止血。

治疗方法：

（1）地锦草 15g，野青菜 25g，水煎内服。

（2）萎陵菜（白头翁）15g，天青地白 15g，一炷香 10g，捣烂兑冷开水服或水煎内服。

24. 白痢症

症状：腹痛腹泻，里急后重，大便白色脓冻，黏稠如脓如滋，日数次至十余次。

病因：湿毒内侵，痰湿内结。

治则：化湿解毒，利气止泻。

治疗方法：

藿香 15g，乌梅 10g，罂粟壳 6g，陈艾叶 10g，地丁 10g，槐花 15g，甘草 6g，水煎内服。

25. 雪皮风症

症状：皮肤干燥瘙痒，皮屑多如雪花。

病因：风入肌肤，水不达表，皮肤干燥。

治则：驱风排毒，补水润肤。

治疗方法：

（1）枸杞 100g，石莲子 50g，童尿 20ml，炖猪尿泡一个，内服。

（2）荆芥 15g，防风 15g，蝉衣 10g，蛇蜕 6g，玄参 15g，生地 30g，甘草 6g，水煎内服。

26. 花羞症

症状：妇人外阴红肿，瘙痒。

病因：湿热为毒，侵袭阴器。

治则：清热利湿，消肿止痒。

治疗方法：

（1）陈艾叶 15g，菊花 30g，煎水洗患处。

（2）黄柏皮 15g，十大功劳 15g，苦参 30g，煎水洗浴患处。

27. 缩阴症

症状：阴茎缩入小腹，腹部疼痛，或伴舌缩入喉。

病因：冷热不交，内冷肌缩。

治则：沟通冷热，补火除冷。

治疗方法：

（1）用黄纸浸开水，然后敷小腹，反复数次。

（2）患者仰卧于地，在小腹上打 3 拳（力度适当），并于小腹中部打灯火 7 次。

28. 缩舌症

症状：突然倒地，牙关紧闭，肢体收缩，不能言语，眼球固定，但自觉心内明白，面色脉搏如常。

病因：冷毒卒犯，筋脉挛缩。

治则：散冷驱邪，伸筋缓急。

治疗方法：

（1）打灯火急救：太阳、印堂、囟门、风池各打灯火一蘸。

（2）皂刺研细粉吹入鼻内少许，患者打喷嚏即可痊愈。

29. 出舌症

症状：舌体伸出，不能缩回，流涎不止。

病因：热邪卒犯，筋脉弛张。

治则：清热逐邪，收敛缩舌。

治疗方法：

（1）冰片 3g，研细撒舌面及口腔局部，舌可缩回，后以水菖蒲 30g、黄连 10g，水煎内服。

（2）烟屎少许，大蒜 10g，捣烂点舌，舌缩后，以苦竹叶 15g、野烟 20g，捣烂兑淘米水内服。

30. 蚂蚱症

症状：初起腹部剧痛，欲吐不吐，渐至昏迷，两眼上翻，牙关紧闭，口唇发紫，用手抹胸部出现乌红圆点，大小不等。

病因：冷热不交，困树侵土。

治则：沟通冷热，醒树安土。

治疗方法：

（1）急救：铜钱蘸菜油刮背部大筋；于舌下和十指尖放血；人中、脐部各打灯火一蘸。

（2）马蹄香 30g，水煎内服。

（3）青木香 15g，大蒜（或黄木香）20g，水煎内服。岩胡椒捣烂外搽胸腹部及四肢。

（4）狗牙瓣 30g，马鞭草 20g，鲜品捣烂兑水服，每次约 60ml，连服 3

次，隔 3~4 小时一次。

（5）马桑叶 10g，乌泡刺 20g，车前草 30g，捣烂兑水服或水煎内服。

31. 南蛇症

症状：四肢发冷，皮肤有出血点及紫红色鱼鳞斑，如南蛇状。

病因：冷毒闭热，血脉瘀滞。

治则：散冷温经，活血通脉。

治疗方法：

（1）九龙盘 15g，一支箭 15g，雄黄 3g，大蒜 15g，水煎内服。

（2）草烟屎内服少许，并外搽四肢皮肤。

32. 蓝蛇症

症状：起病突然，周身疼痛，四肢乏力，坐卧困难，全身皮肤变成蓝色，以冷水拍背，背部可出现一条蛇状隆起。

病因：冷风外侵，肌肤瘀滞。

治则：逐冷毒，通筋脉。

治疗方法：

（1）掐四大筋脉（即四肢大筋），十指尖放血。

（2）蛇疙瘩鲜品 30g，捣烂内服或水煎内服。

（3）水竹马鞭 30g，捣烂兑水服。

33. 哈喉症

症状：语音嘶哑，声如旱鸭，咽喉痒痛，说话吞咽困难。

病因：冷毒壅喉，声窟受阻。

治则：散冷开音，温通声窟。

治疗方法：

（1）口袋虫 3 只，烧灰兑阴阳水内服。

（2）蝉蜕 15g，开喉箭 15g，金沸草 15g，射干 15g，麻黄 10g，水煎内服。

34. 乳蛾症

症状：咽喉肿痛，张口、吞咽痛甚，可伴发热。蛾子（扁桃体）肿大，单边为单蛾，双边为双蛾。

病因：热攻食窟，气血阻滞。

治则：清热解毒，消肿止痛。

治疗方法：

（1）开喉箭 15g，野棉花根 10g，捣烂兑淘米水涂抹外敷颈部。

（2）野烟根 10g，捣烂含于口中。

（3）金银花 30g，车前草 30g，开喉箭 15g，水煎内服，或鲜品捣烂，兑淘米水内服 60ml。

（4）剪刀菜含于口中，汁水慢慢吞咽。有脓者，用煮沸或消毒过的刺猪刺刺破排脓。

35. 急症

症状：突然昏倒，神志模糊，或伴大汗淋漓，四肢冰冷，口唇青紫。

病因：冷毒犯心脑，血脉阻滞。

治则：开窍醒神，散寒通脉。

治疗方法：

（1）打灯火急救：百会、印堂、人中各一蘸。

（2）乌泡刺尖 7 个，捣烂兑淘米水服 60ml。

36. 气胀症

症状：腹痛腹胀，叩如鼓声，坐卧不安。

病因：气壅土界，肠胃失畅。

治疗方法：通气，消胀，止痛。

治疗方法：

（1）算盘木 15g，笔筒草 15g，捣烂冲温开水内服 60ml，并以药渣外搽腹部。

（2）气通 15g，大通草 10g，隔山消 10g，水煎内服。

37. **鲤鱼症**

症状：持续性腹痛，阵发性加剧，剧痛时转侧不安，床上打滚如鲤鱼戏水状。

病因：鱼毒作祟，扰肠作痛。

治则：克毒，解毒，止痛。

治疗方法：

（1）烧茶枯 20g，研成粉，开水冲服 60ml。

（2）百味莲 10g，磨水服 10ml。

38. **火淋症**

症状：尿频、尿急、尿痛，但无尿血。

病因：火伤水界，毒阻尿路。

治则：尿窟赶毒，泻火通淋。

治疗方法：

（1）十大功劳叶 10g，九牯牛草 10g，车前草 10g，薄荷 15g，白茅根 30g，水煎内服。

（2）算盘木叶 10g，车前草 30g，白茅根 20g，蒿菜 10g，乌泡刺尖 3 个，捣烂，水冲服 100ml。

（3）小金刚藤 15g，血巴木 15g，车前草 30g，尿珠子根 15g，水煎内服。

39. 蛇痛症

症状：腰痛单侧延至对侧，如蛇缠腰之感。

病因：突感冷风，留滞腰际。

治则：祛风散冷，通脉止痛。

治疗方法：

（1）蛇泡草 150g，捣烂外敷痛处。

（2）生姜 100g，荆芥 15g，苏叶 15g，杜仲 50g，赶血王 30g，水煎内服。

40. 鱼鳅症

症状：突发脘腹疼痛，持续不减，发热口渴，皮肤变黄，呕吐清水，全身酸痛，神倦嗜睡。刮肩胛部可现鱼鳅状隆起，或伴腹泻，腹部出现鱼鳅状隆起。

病因：鱼鳅症毒所伤，外经冷而内经热，肠胃不和。

治则：克毒排毒，毒祛病除。

治疗方法：

（1）茶枯 30g，烧灰存性，分 3 次冲水服，并以生茶枯水蘸铜钱刮背部及四肢内侧，至现皮下紫红色瘀点或瘀斑，亦可用百草灰兑水，铜钱蘸刮，方法如前，但不宜过重，以免皮破损伤。

（2）烟屎内服少许并外搽。

（3）用生麻捆十指尖放血，金刚子磨水五转内服 5~10ml。

（4）黄荆条叶 50g，樟树叶 50g，香树叶 50g，茶枯 50g，茵陈 50g 煎水洗浴，另用麻蘸药水从腹部往下抹至踝部，然后用麻在踝部捆紧，于十趾中后一分处三棱针或瓷针点刺放血 1~3 滴，兼有腹胀者可加服烟屎少许（5~10ml）。

### 41. 腹胀症

症状：腹胀肠鸣，恶心欲吐，腹痛不泻，腹中似有包块，时聚时散，游动不定。

病因：冷毒入腹，胃肠气闭。

治则：散冷调胃，退气消胀。

治疗方法：

隔山消 30g，气通 15g，土大黄 10g，柚子树叶 15g，花椒树叶 15g，南木香 10g，五爪风 15g，全部捣烂，水煎内服，每日 3 次，每次 60ml，一般 3~5 次即可痊愈。

### 42. 蛤蟆症

症状：手足强直，十指乱动，颈两侧经脉涌涌鼓动，目翻白直视或上视，口闭，腹鼓胀或疼痛，或发热，呕吐，腹痛，面色苍白，胸背部都有条索状隆起。

病因：邪毒入腹，胃肠失和，筋脉不畅。

治则：清热克毒，调和肠胃。

治疗方法：

（1）蛇蜕上端，半夏 3 粒，扛板归约 50g，万年青叶 50g。先将蛇蜕焙焦，研细，再捶其他药物，以温水浸服或煨服，同时外擦全身，一日数次。

（2）三两银 15g，马鞭草 15g，雨点草 15g，苦竹菜 15g，茶枯 10g，水煎内服。

### 43. 骨痛症

症状：痛骨不痛皮，局部无肿块，皮肤有红色斑点，亦名"走瘤风症"。

病因：毒邪入骨，阻滞成痛。

治则：排毒，活血，止痛。

治疗方法：

醋黄连 10g，头发灰 3g，水煎内服。

44. 白淋症

症状：男子尿白，色如乳汁。

病因：肾架生灵能减弱，清浊不分。

治则：补肾，分清别浊。

治疗方法：

（1）笔筒草 15g，野鸡泡（三月泡）根 15g，血巴木 15g，青桐木 10g，白角子 10g，水煎内服。

（2）茅草根 30g，萆薢 20g，车前草 15g，桂枝 10g，土茯苓 15g，水煎内服。

45. 痛泻症

症状：腹胀腹痛，痛则腹泻，经久不愈，肌肉消瘦，唇舌苍白，脉细弱无力。

病因：肚架能衰，久泻肛漏。

治则：补火逐冷，被漏止泻。

治疗方法：

（1）风车叶烧灰冲水服，每次 3g，每日 3 次。

（2）刺十指尖点放血 1~2 滴。

（3）肉豆蔻 10g，补骨脂 15g，防风 10g，水煎内服，每次 60ml，每日 3 次，连服 3 日。

46. 雷公症

症状：发热胸痛，咳嗽咯血，或痰中带血，血色鲜红，量多少不等，脉快有力。

病因：热毒灼肺，血脉损伤。

治则：清热被漏，止咳止血。

治疗方法：

（1）上路野鸡泡（三月泡）根 30g，红老挖酸 20g，红浮萍 10g，红牛克膝 10g，用瓦炒黑，共水煎内服。

（2）生百合 15g，白及 15g，乌泡刺 10g，金鸡尾 15g，三月泡 15g，水煎内服，每次服 50~100ml，一般 1~3 次可止。

47. 浮肿症

症状：全身浮肿，皮肉发紧，按之有弹性，举手即回复，伴全身骨节疼痛。

病因：肌肤气滞，壅闭不畅。

治则：赶表毒邪，散壅消肿。

治疗方法：

（1）灶心土 50g，水浸取液 200ml，与茶叶 15g、食盐 10g，水煎内服。

（2）生姜皮 15g，茯苓皮 15g，血通 15g，气通 30g，赶血王 15g，大气草 30g，五爪风 20g，水煎内服，并趁热浴洗浮肿处。

48. 蚁走症

症状：周身麻木似有蚂蚁行走或叮咬感，皮肤外观无异状。

病因：湿风之毒，停滞肌肤。

治则：除湿驱风，赶表毒邪。

治疗方法：

（1）雄黄 5g，野青菜 15g，大蒜 15g，三药捣烂，冲开水服 60ml，并兑阴阳水搽全身。

（2）蛇倒退 15g，红荷麻根 30g，薄荷 15g，土荆芥 20g，金银花 30g，水煎内服。

（3）用铜钱蘸桐油，在四肢内侧皮肤从上往下，从近心端向远心端刮，然后在手足指尖放血 1~2 滴。

（4）用生姜推刮全身，并以生姜 100g，威灵仙 10g，米辣子 6g，伸筋草 15g，赶血王 20g，水煎内服。

49. 迷魂症

症状：夜间熟睡，突起身游走，片刻复睡，醒后不知夜间作为，伴精神倦怠、记忆减退，其他与常人无异。

病因：神志浮越，魂魄失控。

治则：安神醒脑，收魂归魄。

治疗方法：

（1）五爪龙 15g，蛇泡草 15g，活血莲 15g，捣烂兑水服，或水煎内服。

（2）还魂草 15g，观音草 15g，九头狮子草 15g，水煎冲细朱砂内服，每次服药 60ml，细朱砂 0.05g，一般每日 3 次，3~5 次即可。

50. 客蟆造塘症

症状：微有发热，肠鸣腹痛，无吐泻。腹内有包块，聚散游走不定，有如客蟆造塘，东奔西窜。本症又名"气龟症"。

病因：气壅肚腹，聚而成包。

治则：退气散结，泻热止痛。

治疗方法：

（1）笔筒草 15g，铁扫帚 15g，三月泡 15g，细香风 10g，香泡连 10g，桐子七枚，全部烧成灰，冲阴阳水服 60ml。

（2）杜仲皮 15g 捣烂，猪腰子 3 个，用刀切开，把捣烂的杜仲皮放入猪腰子内，在火上烧熟后吃猪腰子。

51. 漏精症

症状：男子遗精，女子梦交。腰酸腿软，身体日瘦。

病因：性架火旺，精水耗损。

治则：清火，补精，补漏。

治疗方法：

（1）紫花地丁捣烂煎膏，贴于肚脐上即止。

（2）黄树皮（黄柏）12g，熟地黄 15g，枸杞 12g，玉竹 12g，炖鸡一只服食。

52. 乌鸦症

症状：皮肤口唇均发紫（加重将转化为乌鸦惊）。

病因：冷重闭热。

治则：补火祛寒。

治疗方法：

（1）人参 10g，桂皮 12g，酒水共煎服。

（2）鸡爪梨捣烂压汁内服。

53. 麦子症

症状：全身皮肤发黄，肤色如成熟的麦子，症状如黄疸，但手足青紫，舌暗而紫。

病因：湿热犯肝胆，阻滞于肌肤。

治则：利湿退黄，调气行血。

治疗方法：

（1）小麦 15g，百味莲 10g，鸡血刺（刺黄连）15g，水煎内服。

（2）蒿菜根 15g，茵陈蒿 30g，黄栀子 10g，十大功劳 10g，车前草 15g，赶血王 10g，气通 15g，水煎内服，每次 60ml。

54. 米黄症、米黄肿症

症状：好吃生米，面色萎黄，全身浮肿，但按下去后复原很快，浑身乏力。

病因：气血亏损，气阻肌肤。

治则：补益气血，行气消肿。

治疗方法：

（1）苍术 100g，先用淘米水泡胀，然后晒干，研成细末冲水服，每次 5g，每日 3 次。

（2）黄芷 30g，大气草 15g，气通 15g，赶血王 15g，川芎 10g，当归 10g，白术 20g，水煎内服，每日 3 次。

55. 黄鳝症

症状：小腿肚及脚趾痉挛，足心皮肤发黄，腹痛吐泻，腹部出现黄鳝状突起。

病因：下田时误中黄鳝之毒，下伤筋脉，上窜胃肠。

治则：解毒赶毒，疏通筋脉。

治疗方法：黄荆条叶、香樟树叶、茶枯、香树叶、茵陈蒿，各等量，煎水外洗。用一小捆麻蘸药水从腹部往下赶，赶至踝部后用布带拴住，于十趾甲后一分处放血。如兼有腹胀，则用烟屎兑水内服。

56. 久痢症

症状：泻时腹痛，便中常有黏冻，时发时止，久不断根。

病因：热宿肚架，久入慢经。

治则：清毒解热，调理肠胃。

治疗方法：

（1）映山红 30g，葛根 50g，水煎后兑蜂糖内服。

（2）葛根 30g，黄柏 10g，黄芩 10g，水煎内服。

57. 螃蟹症

症状：初起四肢有虫行感，移行到胸窝后感胸闷气紧，继而昏倒，口吐白沫如螃蟹吐涎状。

病因：风毒闭肺，继犯脑架。

治则：祛风化痰，开肺醒脑。

（1）打灯火急救：百会、印堂、人中、颈窝、心窝各一蘸。

（2）野棉花根 10g，三月泡根 30g，辣蓼叶 15g，马边鞘 15g，水煎内服。

58. 缩筋症

症状：全身抽筋，手脚更甚，全身发冷，浑身疼痛。

病因：冷毒内盛，筋脉收缩。

治则：补火祛寒，舒筋止痛。

治疗方法：野米辣子（山茱萸）、木瓜各 15g，食盐适量，水煎内服。

59. 胸闷症

症状：胸闷气紧，呼吸困难，但无咳喘。

病因：气阻心架。

治则：开胸通气。

治疗方法：

苦瓜蒌壳 10g，花椒叶 6g，柚子叶 6g，气通藤 15g，萝卜子 10g，水煎内服。

## 60. 软阳症

症状：现代医学所称的"阳痿"。

病因：肾架火弱，肾脉不充。

治则：补肾通脉，壮阳提火。

治疗方法：

（1）铁脚肺心草 30g，九牛造 60g，水煎内服。

（2）搔羊古 30g，马鞭草 10g，羊角 10g，千斤拔 15g，肉桂 10g，水煎内服。

## 61. 漏宫症

症状：妇人产后子宫下垂或脱出阴道口。因形如吊茄，亦称吊茄症。

病因：房事不洁，儿包下漏。

治则：补漏收提，清毒洁阴。

治疗方法：

（1）若阴吊于外口，先以土茯苓叶蘸桐油烤热托入，既能复位，还有固涩作用。

（2）团鱼头焙干研末，茶油调敷宫颈、肛门。

（3）明矾 10g，五倍子 30g，升麻 15g，煎浓，用药液洗浴宫颈。

## 62. 豆喉症

症状：咽喉红肿，局部疼痛，不能进食，可伴发热，头身疼痛，脉浅而快。

病因：风热上犯，毒结食窟。

治则：清利食窟，消肿止痛。

治疗方法：

板蓝根 15g，马兰丹 10g，野烟 15g，收山虎 10g，山豆根 10g，金银花 30g，射干 10g，水煎内服。

### 63. 气包症

症状：阴囊充气肿大，股沟可见条状肿块突出，平卧可自行回复，有时会伴有小腹胀痛或隐痛。

病因：性架气滞，下积阴囊。

治则：通气散肿。

治疗方法：

（1）楠木消根磨水（或酒），内服 10~20ml。

（2）柚子叶 15g，橘子仁 15g（盐炒），荔枝核 15g，苦楝子 10g，小茴香 6g，水煎内服。

### 64. 蚰蜒症

症状：头痛发热，咽喉肿痛，口内麻木，双腿肿胀，脉快。

病因：热毒上攻，水毒下注。

治则：清热解毒，赶水消肿。

治疗方法：

（1）生姜汁 30ml，兑凉水 50ml 内服。

（2）金银花 30g，薄荷 20g，类仙 10g，野烟 20g，车前草 30g，水煎内服。

（附注：蚰蜒为一种爬行虫类，俗称"钱串子""千足虫"，有的地方称"香油虫"，古时称"草鞋虫"。与蜈蚣同类，长约一两寸，足细长，触角长，多栖息于阴湿处。）

### 65. 漏尿症

症状：小便排泄无力，排尿余沥不尽，甚至失禁，但没有痛感，也没有不适感。

病因：肾架生灵能不足，尿关开合不灵。

治则：补肾涩尿。

治疗方法：

（1）锁阳 12g，蜂糖罐 15g，五倍子 12g，炖猪腰子服用。

（2）枸杞 15g，淫羊藿 15g，胎盘粉 10g，前两味煎水送胎盘粉内服。

66. 漏汗症

症状：漏汗症又分为昼漏和夜漏，昼漏是白天汗多，动则出汗，属昼经疾病；夜漏为睡着后出汗，属夜经疾病。

病因：昼漏因体表生灵能不足，控汗能力下降；夜汗因夜经不固引起。

治则：昼漏当补气固表，夜漏则固经收汗。

治疗方法：

昼漏：夜交藤适量，捣绒包于肚脐上，每日 1 次。

夜漏：用土人参 100g 炖猪肚子 1 个，吃肉喝汤。

# 小儿胎病

由于各种原因导致小儿营养不良、贫血之类的慢性病，都统称为"小儿胎病"。苗医认为，小儿形体娇嫩、神形不稳，比较容易发生走胎，表现为哭闹不安，不易入睡或易醒、易哭或梦中四肢不由自主弹动，伴有厌食拒乳、低热汗出等症状。久而久之，形体日渐消瘦。苗医认为，许多小儿胎症大都由"骇"发展而来，骇为胎之渐，胎为骇之极。根据病因和临床表现，小儿胎病又可分为十二胎。

1. 马胎

症状：消瘦食差，睡醒时哭叫如马驹声，双手食指现 3 根绿黑色指纹。

治疗方法：

（1）五爪风水煎内服，每日 2 次，连服 5 日。

（2）棕丝 3 根，分男左女右轻捆于小儿的手腕和脚踝处。

2. 牛胎

症状：患儿头发干燥无光泽，粘连，卷曲，少数眉毛竖直。

治疗方法：

（1）五爪风水煎内服，每日 2 次，连服 5 日。

（2）棕丝 3 根，分男左女右轻捆于小儿的手腕和脚踝处。

3. 羊胎

症状：夜间啼哭，睡时喜俯伏于枕上，好蹬被子，不吃奶，易呕吐。

治疗方法：

（1）野青菜、竹叶根、肺心草各适量，水煎内服，每日 2 次，连服 5 日。

（2）土纺车带，分男左女右轻捆于小儿的手腕和脚踝处。

4. 鸡胎

症状：睡时喉鸣如鸡声，双眼半闭合，睡醒时哭叫如小鸡。

治疗方法：

（1）地骨皮、四块瓦各适量，加糯米 7 粒，共捣烂，开水冲服。

（2）土纺车带，分男左女右轻捆于小儿的手腕和脚踝处。

5. 狗胎

症状：四肢经常无法自主动弹，睡后也只有轻微动弹，睡醒后哭叫如小狗声。

治疗方法：

（1）花花菜适量，水煎内服。

（2）黑棉线3根，分男左女右轻捆于小儿的手腕和脚踝处。

6. 猪胎

症状：两眉间现米粒大黑点，口唇抖动，睡时磨牙，醒后哭声如小猪。

治疗方法：

（1）小贯众适量，水煎内服。

（2）木匠用的黑斗线，分男左女右轻捆于小儿的手腕和脚踝处。

7. 猫胎

症状：喜四肢伸展伏着睡，时而摆头，出虚汗，低热，醒后哭声如小猫。

治疗方法：

（1）桑寄生适量，水煎内服，每日2次，连服5日。

（2）木匠用的黑斗线，分男左女右轻捆于小儿的手腕和脚踝处。

8. 金胎

症状：发热，睡时手脚间歇抖动，面红，气急，咳嗽，食指1~2节处可见黑色指纹。

治疗方法：

（1）甘草、法夏、麻黄、麦冬、桔梗、百部各6g，水煎内服，每日2次，连服5日。

（2）黑棉线3根，分男左女右轻捆于小儿的手腕和脚踝处。

9. 银胎

症状：发冷发热，目闭唇紫，微咳，大便呈泡沫状。

治疗方法：

（1）还魂草、金钩莲各适量，水煎内服，每日2次，连服7日。

（2）黑斗线或纺车带，分男左女右轻捆于小儿的手腕和脚踝处。

10. 花胎

症状：爱看和摆弄自己的双手，指甲现紫色，耳壳变薄透亮。

治疗方法：

（1）天青地白、仙鹤草，水煎内服。

（2）五色丝线，分男左女右轻捆于小儿的手腕和脚踝处。

11. 人胎

症状：消化不良，面黄肌瘦，爱盘脚坐，食指指纹呈淡红色。

治疗方法：

（1）地骨皮、五爪风各适量，共捣烂兑水服，然后用药渣包双肘。

（2）头绳，分男左女右轻捆于小儿的手腕和脚踝处。

12. 猴胎

症状：形体消瘦，像猴子一样喜欢用双手摸自己的耳朵，食指指纹呈淡红色，2~3节有分支。

治疗方法：

（1）大枣、桃仁、杏仁、麦冬各适量，水煎内服，每日2次，连服5日。

（2）细铜丝，分男左女右轻捆于小儿的手腕和脚踝处。

# 小儿抽病

　　苗医所说的小儿抽病，主要是指 1 岁以内的幼儿，因对气候、环境、气味等不适应而引发的一些过敏性疾病。而在 1 岁以内的幼儿中，又以未满月的小儿为多见。因为新生儿的形体娇嫩，脏器脆弱，抗病能力低下，对外界的适应能力差。抽病主要表现为面黄（眼白，这一点与新生儿黄疸不同）、身热（低热不退）、烦躁、啼哭、喷嚏、厌食、吐奶、指纹色紫等。这种病在儿科中极为常见，如果延误治疗，或误诊误治，会导致产生病变，甚至会有生命危险。根据病因，可分为太阳抽（日抽）、烟抽、靛抽、木抽、月抽、风抽、雨抽、雾抽、人抽、畜抽、水抽、雷抽十二种。由十二种原因引起的抽病，其中日抽因光毒犯体所致，烟抽为烟草之气犯体所致，靛抽因蓝靛或电池之毒所致，木抽为木料气味所致，月抽因大人背其行夜路引起，风抽因感受风毒所致，雨抽因受雨淋所致，雾抽为雾气引起，人抽为嘈杂人群的侵扰所致，畜抽为牲畜的臭气引起，水抽因引用外地水源的水土不服所致，雷抽因患儿受雷声惊扰所致。其中，最为常见的是太阳抽、烟抽、靛抽、木抽这四种，在下面我们会进行详细介绍。

　　小儿抽病在治疗上多采用洗浴法和履蛋法来治疗。洗浴法一般是选择适当的药草加上五色布（五种颜色的布）煎水为患儿洗浴，每日 1 次，1~3 次即可痊愈。履蛋法是取鲜鸡蛋一枚，酌情加适当的药草共煮。熟后剥开，去掉蛋黄，然后放一件银饰品，用手帕包住鸡蛋趁热依次履患儿的头面、腰背、胸腹、手足等部位。以囟门、口部、鼻部、耳部为重点，每天一次或隔天 1 次，一般 1~3 次即可痊愈。

在履蛋的时候，也可以根据蛋中银饰的颜色鉴别抽病的种类，如银饰呈金黄色者多为月抽，呈淡黄色者多为木抽，呈红色者多为日抽，呈黑色者多为畜抽，呈紫蓝色者多为靛抽，呈焦黄色者多为烟抽，呈绿色者多为露抽，呈青色者多为人抽，呈淡蓝色者多为水抽，等等。如果第一次履蛋银饰即呈白色，说明不是抽病；如果银饰由上述颜色逐渐转为白色，说明病已痊愈。

## 1. 日抽

症状：面黄稍红而鲜明，伴哭啼烦躁，喷嚏时作，厌食吐奶，或发热腹泻，舌红苔薄黄，指纹色紫。

病因：小儿受阳光直接照射过度，或穿上阳光暴晒后余热未尽的衣物，或大人晴天从外归来后余热未尽就抱小儿或喂奶等，都可能导致日抽。这种病在抽病中最为常见。

【病机】光毒犯体，热毒内伤。

治则：清表或吸拔光热之毒。

治疗方法：

（1）洗落法：以金银花 10g，五色布各 1 小片，煎水洗浴。每日 1 次，1~3 次即可痊愈。五色如青、蓝、红、白、黄等，随选 5 种均可，但需用棉布，洗浴次数多取单数。

（2）履蛋法：鲜猫耳朵 15g，金银花 10g，蒿菜 10g，与鲜蛋 1 个同煮至熟。将鸡蛋取出，去壳去黄，用银饰（戒指、耳环、银圆均可）一枚置蛋白中，用手绢一块包好，趁热在患儿头面、胸腹、腰背、四肢等部位，尤其在两耳、囟门、口鼻等部位反复多履几次，之后取出银饰时可见有金黄色光泽。用草木灰将银饰洗白后，继续按前面的方法履，以银饰呈白色为度。每次用鸡蛋1个，每日1次，1~3次即可痊愈。

2. 烟抽

症状：患儿面黄晦暗如熏，精神疲乏，睁眼无力，有时喷嚏，乳食减退，食后易吐，哭闹不安，舌苔薄黄微暗，指纹色紫。

病因：因小儿闻及烟草气味，或大人抽烟时接近小儿，或身上烟味重者抱小儿，都会导致小儿患烟抽。

【病机】烟毒犯体。

治疗方法：

（1）洗浴法：以草烟5g，五色布各1小片，煎水洗浴。每日1次，1~3次即可痊愈。五色如青、蓝、红、白、黄等，任选5种色布均可，但需用棉布，洗浴多取单次。

（2）履蛋法：鲜猫耳朵15g，萹蓄15g，草烟3g，与鲜鸡蛋1个共煮，履法同日抽，其银首饰可见黄黑如熏，反复履至银饰转为白色，即毒尽病愈。

3. 靛抽

症状：患儿面黄而青，口唇及甲根色乌失泽，伴哭闹不安，厌食，食后易吐，舌紫暗，苔中部略呈乌黑如靛染，指纹色紫。

病因：靛为青蓝色的染料，以前苗族衣物多用靛染。靛抽是因为小儿穿用靛染的新衣或因接触新布气味引起，所以也叫布靛抽或布抽。另一种原因是接近电池而引起，其症状与治疗方法同靛抽。

【病机】靛毒犯儿。

治疗方法：

（1）洗浴法：以蒿菜10g，五色布各1小片，煎水洗浴。每日1次，

1~3 次即可痊愈。

（2）履蛋法：鲜猫耳朵 15g，青布 1 小块，灯草 5g，与鲜鸡蛋 1 个共煮，履法同日抽，其银首饰多呈青蓝或青绿色，有如宝石闪闪发光者为靛抽重病，用草木灰洗白后，反复履至银饰还为本色，即毒尽病愈。

4. 木抽

症状：患儿面黄色淡，哭闹烦躁，拒食拒乳，食下易吐，甚有腹泻或低热不退者，苔薄而微黄，指纹色紫较浅。

病因：因接触新木材气味引起，如睡新制的木床或穿用久置木柜中的衣物等。

【病机】木气之毒伤体。

治疗方法：

（1）洗浴法：用茵陈 15g，五色木各 1 小片，煎水洗浴。每日 1 次，1~3 次即可痊愈。

（2）履蛋法：鲜猫耳朵 15g，茵陈 15g，客妈叶 10g，与鲜鸡蛋 1 个共煮，履法同日抽，其银首饰多呈浅黄色。反复履至银饰还为本色，即毒尽病愈。

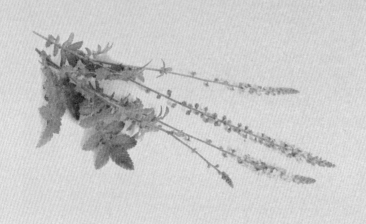

# 第五章
# 现代常见疾病疗法

　　从苗族民间流传的"千年苗医，万年苗药"的说法来看，苗医和苗药的历史，可谓源远流长，甚至可以追溯到上古时期。后来，在屡次的大迁徙中，苗医和苗药更是为苗族人的健康与繁衍保驾护航，不但为苗族的发展立下了汗马功劳，同时也为中华民族的医药史做出了伟大的贡献。进入现代社会后，面对着一些新的疾病，苗医不但没有被淘汰，反而在治病救人方面屡立新功，从而引起越来越多的关注。

# 祛寒疗法

苗医阴阳论：

> 热气生火，寒气为水。
>
> 升则为阳，降则为阴。
>
> 升而化火，降而化水。
>
> 化火则热，化水则寒。
>
> 五脏为阴，六腑为阳。

"火在上，寒在下"，寒气是往下走的，寒气进入人体后，会从臀部往下沉，一直到大腿、膝腘窝、脚，所以腿是寒气的大本营！

腿寒会诱发"老寒腿"，但腿寒的危害可远不止于"老寒腿"，其危害程度甚至比宫寒还可怕，因为腿寒会诱发各种疾病。

其实，人的两条腿不但是走路时必不可少的"部件"，同时也是人体的"交通要道"，因为有三条阴经汇集于此。这三条阴经分别是足太阴脾经（脾统血）、足少阴肾经（肾生血）和足厥阴肝经（肝藏血），这些经络上还有很多妇科要穴，比如血海穴、地机穴、三阴交穴等。所以，腿寒至少会造成下面的这些问题。

## 1. 妇科疾病

腿部一旦受寒，就会血瘀，气血就难以下行，直接导致女性经量减少、经期推迟、痛经等，甚至还会引起闭经；气血瘀滞于盆腔，就会形成盆腔息肉、子宫肌瘤、卵巢囊肿等。

### 2. 心脏病

人体血液运行依靠动脉和静脉。腿部静脉回流主要靠小腿肌肉收缩，所以把小腿照顾好，就等于在身体下部加了一个"泵"，可助心脏一臂之力。而腿寒会影响小腿肌肉的收缩功能，积存废弃物的静脉血就难以经由毛细血管、小静脉、静脉回流到心脏。长此以往，就会诱发心脏病。

### 3. 未老先衰

苗医认为，人有"四根"——耳根、鼻根、乳根、脚根，而"四根"的根本是"脚根"。所谓"人老脚先衰，木枯根先竭"，只要两条腿出了问题，即使这个人来时年纪轻轻，也会显出一种衰老之相。相反，只要两条腿还健康，即使这个人已经岁数很大，他的身上也会有一种朝气，因为他身上的经络传导畅通，尤其是腿部的气血能够顺利送往各个器官。因此，我们一定要警惕腿寒，尤其是长期腿寒，必须及时改善，否则腿部与大脑之间指令传导的速度和准确性就会下降，进而殃及全身健康，不但影响生命质量，还会影响生命长度。

### 4. 湿气丛生

腿部负责储藏血液，人体 50% 的神经、血管、血液都集中在双腿。如果腿寒，遇到湿气，就会相互裹挟，形成寒湿。

湿为重浊有质之邪，类水属阴，人体下部亦属阴，同类相求，所以湿邪之病会伤及人体下部，比较常见的有水肿、湿疹等病，这种病下肢较为多见。

此外，小腿是脾经的主要阵地，脾主运化水湿，所以脾虚导致的水肿主要体现在腿上，像小腿肚发酸发胀、双腿乏力、下肢水肿，多是水湿聚集的表现。

### 5. 上热下寒

寒主收引凝滞，所以腿寒的话，血液就会产生滞留，导致腿部循环不畅，腿部的能量就被阻隔。那么，多余出来的能量会往哪里去呢？只好往上走，然后导致上半身火气过重，容易上火，时间长了，上热下寒的体质就形成了。

此外，腿部的六条经络——脾经、肾经、肝经、胃经、膀胱经、胆经，主管人体的分泌和排毒，所以如果腿部受寒瘀堵，上半身的脏腑就容易出问题。由此，我们便不难明白，保养腿部实际上就等于保养脏腑。

如果你生活中经常感到腰酸背痛，没干什么活就觉得累，双腿浮肿、冒凉气，四肢发冷，尿少而清；女性月经总是后推，而且量少，经血块多色暗，小腹经常胀痛等，你就要予以注意，这是典型的阳虚症状。尤其是腰以下，按了凹陷不起，甚至觉得腹部胀痛，这种情况一定要小心。

那么，如何根治这个腿寒的毛病呢？只有改掉不良的生活习惯才是真正的治本。

（1）调整饮食习惯。尽量不要食用生冷、辛辣的食物，忌食性寒凉或滋腻味厚、难以消化的食物，如粳米、豆腐、猪肉、花生、香蕉等；伴有便秘者不要进食糯米等；伴泄泻者忌食牛奶、海参、虾等具有通便作用的食物。

（2）调整作息时间。尽量做到早睡早起，不要熬夜，平常多注意保暖。

（3）保养腿部。对于腿部，尤其是小腿内侧，一定要注重保养。小腿内侧属阴面，代谢比较慢，所以要经常拍打，这样才能疏通经络；此外，小腿内侧还汇聚了肝经、脾经和肾经，多按揉这些穴位，也有利于强身御病。

①护肝。肝主筋，其华在甲，开窍于目。肝之气血充盛，筋膜得其所养，则筋力强健，运动灵活。脾主运化，为后天之本。如果肝经不通，人体的毒素就累积重厚，导致长斑、长痘、脱发、油脂过多、失眠、乳房肿瘤等问题。因为肝的主要功能是疏通血液，保证全身的气血运行通畅，不淤不滞，只要气血通畅，情绪自然就顺畅；情绪顺畅，就不容易变老了。

所以，晚上睡觉前，可以多拍打腿部，因为脚部循环比较慢，最容易堵住，而通过拍打可以加速毒素的代谢，对护肝起到极为重要的作用。

②强脾。脾的功能非常巨大，是"气血生化之源"，运用经络健脾法就可以迅速增强人体的气血。任何疾病，都是在人体内有瘀血的情况下生成的，而脾正具备了生成气血和运送气血两大功效。所以，把脾养好了，自然就无病可生，即使有点儿小病，也会很快痊愈。

③补肾。《黄帝内经》记载："肾者，作强之官，伎巧出焉。"意思是说，肾是先天之本，只有肾气充足，五脏六腑的功能才能健康，生命才能强大。另外，肾主骨生髓，是身体的力量之源，决定一个人的生长和发育是否健全。

苗医补肾的方法主要有如下几点。

①从脚上的内踝处开始拍打，一直拍到膝盖的内侧。一般情况下，从脚踝到膝盖边上拍35下为一次，也可以是随意的一个数字，但是要拍到小腿觉得舒服、温暖为好，切忌用力过大。每天拍两次（早上起床后一次，晚上睡觉前一次），两条腿都要拍，或者搓揉、按摩也可以。

②按摩涌泉穴。右手按摩左脚，左手按摩右脚，每天早晚各100下，接着揉脚趾100余下。

③按摩气冲穴（大腿根内侧）。此穴下有一条动脉，先按摩气冲穴，后按摩动脉，一松一按，交替进行，一直按到腿脚有热气下流感为止。

④每天下午 4~6 点按摩肾俞穴（第二腰椎棘突旁开 1.5 寸处），可以稍用力，两边各按摩 100 余下。

总之，人体内部就是一个独立的循环交通系统，而在人体内运行的就是精气血，只有保证精气血运行通畅，身体才能健康无碍。

# 风湿病的治疗方法

苗族所生活的地区，大部分都是南方的偏远地区或者高原地带，气候湿润，湿气比较大，比如在贵州，就有"天无三日晴"之说。特殊的地理环境与气候，导致早期的苗族人患风湿类疾病比较多。

风湿病是一种比较复杂，而且比较难治的病，人们一旦患上这种病，就会在生活上体会到很多的不便和困扰。中医将风湿病称为痹症，最早出自《黄帝内经》："风寒湿三气杂至，合而为痹也""其饮食居处，为其病本也。"这些记载不但阐述了风湿病的发病原因，同时也指出了风湿的成因与人们日常的生活起居有密切的关系。现代医学则把风湿的发病原因归于正气虚损、邪盛入侵、痰浊瘀血。其中邪盛入侵是风湿发病的重要原因，主要由气候异常、居处环境欠佳、起居调摄不慎引起。

苗医在长期的临床实践中也累积了较为丰富的治疗风湿病的经验。苗医认为风湿病是由于外界的风、寒、湿、热四毒侵入筋脉，引起筋脉受损，导致相应的部位出现疼痛、冷痛、麻木、热痛等症状。风湿病在初起的时候，出现的症状基本上都是四肢倦怠，浑身无力，神昏嗜睡，饮食减退；紧接着又出现关节肿胀、疼痛、麻木等症状，稍微活动时，这种症状就更明显。一般情况下，春夏时会好转，秋冬时会加重。如果不及时治疗，在连年的反复发作后，就会导致关节肿胀变形、僵硬、肌肉消瘦，最后彻底丧失劳动能力。

苗医根据邪毒入侵的因素不同，将风湿病分为冷风湿和热风湿两种。"冷风湿"常见的症状主要是肌肉或关节部位冰凉酸痛，骨头含水，关节红肿，喜热恶寒；"热风湿"则常表现为肌肉关节红肿疼痛，发热口渴。

另外，由于苗医将风湿病归属于"风类"疾病的范畴，并依据疾病外观特征、疼痛部位和毒邪性质，把风类疾病分为半边风、顺筋风、冷骨风、冷肉风、湿热风等20余种。所以在治疗时，要根据对疾病的诊断来对症下药。

在前面的内容中我们已经介绍过，苗医治病讲究热病冷治、冷病热治；弱漏用补、邪重用攻；遇毒要用八法治；气要通，血要散；常病用内外治；怪病用奇法医。而风湿病的治疗原则，主要以疏通筋脉、通气散血、拔毒祛风为主。另外，苗医在用药时，经常讲究"以藤为通"，所以在治疗风湿病时，经常会加入1~2味藤类药物以达到祛风除湿、通气止痛、活血散瘀的作用。在具体的治疗方法上，苗医通常是内外结合，也就是内治法和外治法同时进行，并配合食疗法，通过食疗法预防或起到缓解的作用。

外治法主要有弩药针法、硫黄针法、荨麻刺激法、敷蛋法、拔罐疗法、药物洗浴法、抹酒火法、睡药疗法等，其中弩药针法在民间应用广泛，验方较多，比如将三分三、川乌、草乌、独钉子、小霸王、土牛膝、雪上一枝蒿、红花蛇等加上蜂毒、麝香制成弩药，在治疗疾病时将其涂在弩针上，然后点刺患处，可以起到祛风散寒、疏通筋脉、通气散血等作用。

内治法主要是通过内服药物来治疗疾病，传统剂型主要有汤剂、酒剂、散剂、酒水共煎剂等。苗医治疗风湿病的方法包括诱发风湿法、散寒法、止痛法、通血脉法、化湿法、祛风湿法等，主要通过祛除关节、肢体的湿邪、寒邪来舒筋活络，并减轻疼痛，由此达到治疗的目的。常用内服方药的使用方法，主要有兑甜酒服、白酒泡服、白酒煮服、苗药蒸服、兑姜汁服等。其中甜酒可以增加药物的渗透力，补充人的体力；白酒具有温通经脉、散寒化瘀的功效，通过浸泡药物可使其充分溶解，有利于人体吸收；姜汁具有温胃散寒、防止呕吐的功效，与祛风湿药物同服，可起到散寒止痛、祛风除湿的作用。

例如：生川乌头 5g，生姜 10 g，粳米 100g，蜂蜜适量。将川乌头用小火煮 3 小时，生姜榨取汁，用川乌煎液加适量水煮粥，煮沸后调入生姜汁，快熟时再调入蜂蜜，分 2 次服食，每日 1 剂，可用于治疗冷风湿病。

此外，苗医在治疗方面，一直提倡"药疗不如食疗""防重于治"的观念，经常选用相应的食物或者药食同用的方法来达到预防疾病和治疗疾病的目的。而在预防和治疗风湿病方面，苗医还讲究"以形补形"，经常将猪前蹄与藤本类药物同食，以起到舒筋活络的作用。可以说，苗医的食疗法，不但有较好的预防、治疗风湿病的效果，而且对人体没有副作用。

## 腰椎间盘突出的治疗方法

腰椎间盘突出是现代人比较常见的一种疾病，其症状主要是腰背痛和下肢放射性的疼痛麻木。造成腰椎间盘突出的原因有很多，其中最重要的因素是腰椎间盘的退行性改变。腰椎间盘位于两个椎体之间，由髓核、纤维环和软骨板三个部分构成，其中髓核为中央部分；纤维环为周围部分，包绕髓核；软骨板为上、下部分，直接与椎体骨组织相连。整个腰椎间盘的厚度为8~10mm。由于各种原因造成腰椎环后凸或断裂、髓核脱出，就称为腰椎间盘突出；突出的椎间间盘压迫神经，导致出现各种临床症状，就称为腰椎间盘突出症，简称"腰突症"。

那么，哪些人比较容易得腰椎间盘突出呢？

**1. 不注意生活细节的人**

比如搬东西的时候，需要两个人抬的东西，却一个人硬扛，或者运动的时候，突然用力过猛，这些都会造成腰部受伤，并导致腰椎间盘突出。所以，在日常生活中，一定要尽量注意生活细节，学会科学用力，比如搬东西时要量力而行，运动前要先做热身等。

**2. 孕妇**

孕妇之所以容易发生腰椎间盘突出，主要原因是妊娠期间整个韧带系统处于松弛状态，脊柱上的后纵韧带也变得松弛，导致发生腰椎间盘突出。所以，孕妇在养胎期间也应注意劳逸结合，既不能过于劳累，也不能过于放松，同时平常休息的时候要注意姿势，尽量不要增加腰部的负担。

**3. 居住环境比较湿冷的人**

比如，长期居住在潮湿和寒冷环境中的人，或者冬天在室外工作的人，都容易发生腰椎间盘突出症。因此这类人一定要注意保暖，特别是注意腰部不要着凉。

**4. 过胖或过瘦的人**

肥胖的人因为脂肪较多，肌肉较少，再加上腹部的重量会使腰部的负荷增大，所以发生腰椎间盘突出症的概率比较大；过瘦的人则因为肌肉太少，腰部力量薄弱，所以也容易得腰椎间盘突出症。因此，保持正常的体重和一定的肌肉比例，对健康的生活质量是非常有必要的。

而苗族在屡次的迁徙中，每一次的居住环境都往往比上一次更恶劣，尤其是那些迁到高寒之地的苗族，所面临的生活环境更是常人难以想象的。因此，在早期的时候，腰椎间盘突出症也经常困扰着苗族人的生活。那么，对于腰椎间盘突出症，苗医又是如何治疗的呢？

根据"内病外治""骨病外贴"的法则，苗医对腰椎间盘突出症的治疗方法主要是外敷疗法。主要药材如下。

生川乌、生草乌各 10g，马前子 12g，三七 20g，甲珠 6g，海马 10g，木香 10g。

将上述药材全部研为细末，用醋调成糊状后敷到患处，每 2 天 1 换。

当然，如果觉得上述的制作过程太烦琐，或者没有时间制作，也可以到药店去购买那些根据苗药古方制成的苗药腰椎贴，使用起来会更方便，而且容易携带，治疗效果与自制的药方也差不多，甚至会更好，毕竟专门的腰椎贴相对来说更专业。

## 肩周炎的治疗方法

在我还是个小孩的时候，我就经常听爸爸妈妈提起"肩周炎"这几个字。而肩周炎症状表现为肩膀不能上抬，连穿衣服都很困难，甚至觉得很痛。在我的童年记忆里，我经常看到爸爸帮助当地的老阿婆、老阿爹用瓦针和鲜药治疗"肩周炎"，当时我主要是负责帮爸爸擦洗药和松解筋膜治疗。后来，我"女承父业"，开始给各种不同症状的病人治疗"肩周炎"。

20年前，治疗肩周炎的方法可能就是针对几个穴位针刺加上鲜药热敷或者冷敷；20年后，随着临床经验的不断积累，我对"肩周炎"的认识及治疗方法和以前相比也有了很大的变化。肩周炎其实是一个笼统的称谓，要想取得良好的疗效，在我看来，只有精通肩周的解剖，诊断出明确的损伤部位，才能做到对症治疗。

肩痛在我们的生活中十分常见，比如久坐办公室的上班族，经常从事体力劳动的人员，年龄偏大的中老年人，甚至运动健身方式错误的运动爱好者，都有可能出现肩痛。一般在治疗这类病人时，医生们都会用常规的肌骨疼痛治疗思路。但是，肩痛也可能是由内脏问题引起的。

人体本身是一个整体的系统，内部脏器与每个身体部位都有着密切联系，每当脏器出现了问题，身体的特定部位就会显示出某种不适或疼痛。比如，肩痛就与肝脏有很大的关系。下面我们就先来看一下肝脏的基本结构。

（1）肝脏有两个重要的血管：门静脉和肝动脉。

（2）肝脏的位置：上端在第5肋骨之间，下端在第10肋骨之间，大部分位于身体右侧。

（3）肝的重量为1.5~2.5kg。

（4）属于实体脏器，里面还有很多血管，有800~900g的血液。

肝脏主要受右侧膈神经的感觉纤维影响控制。同时，膈神经也是颈丛最重要的神经，它支配着肩部的肩胛上神经、肩胛背神经与膈神经，因此具有同根神经反射同源性。

由于膈神经与肩部神经具有神经同源性，所以膈神经会导致肩部出现疼痛。但双侧的膈神经也具有差异性，右侧膈神经的腹侧支支配着腹部脏器，而左侧膈神经却没有。这也是肩周炎常发生在右侧的原因之一。

那么，如何知道肩痛是否与肝脏有关呢？可以采取下面的方法。

（1）用手指缓慢地按压住第 10 肋间隙，垂直于右侧锁骨中点上下松解肝脏，如果肩关节在处理肝脏之后出现活动增加的情况，就说明两者之间有明确的关联。

（2）双手上举，弯腰摸腿，如果右手短，大概就是肝脏出了问题。

（3）治疗方法：患者坐位两腿分开，背打直。医师紧贴患者位于后方，右手从腋窝下，左手从肩向下放下去环绕患者身体，交叠在一起贴在右侧肋下，双手指指腹进肋弓 10 肋肝处，慢慢地把肝向上推，再滑下来，向上和右推比较容易滑下来，左边不易滑动。

（4）治疗次数：每分钟 5~10 次，主要起到激活脏腑、提拉释放、缓解疼痛的作用。

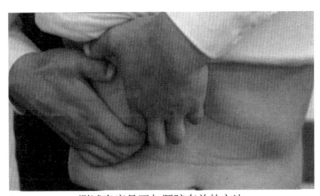

测试肩痛是否与肝脏有关的方法

右肩痛的治疗方法如下。

（1）治疗方法：患者侧卧，右侧在上，医师位于患者后方，将手掌贴在患者第 7 肋骨到第 9 肋骨的前外侧，指腹位于肋骨下面，朝肚脐的方向来回推动。

（2）治疗次数：每分钟 5~10 次。

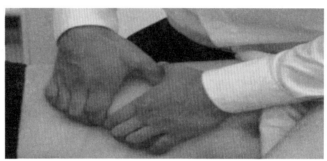

右肩痛的治疗方法

另外，如果胃出了问题，也会导致肩痛（一般是左侧肩部疼痛），主要症状为左侧额头疼痛，心跳加快，饭后或者运动后肩关节疼痛加重。

左肩痛的治疗方法如下。

（1）患者侧躺，医师位于患者一侧腰部，将手放于患者对侧胸廓底部，用拇指或指腹对准最下面的肋骨；让患者深吸气，然后慢慢呼气；随着患者呼气，用拇指或指腹向肋骨下骨边缘，并向左向右、向上向下推动，最后向上抬。

（2）让患者仰卧，医师位于患者右侧，将患者曲髋屈膝，放于胫骨近端来抬高下肢，左手放于第 9 肋骨到第 10 肋骨处，指腹将胃往后上方推动，患者同时可以配合下肢的运动。

（3）治疗次数：每分钟 10 次左右。

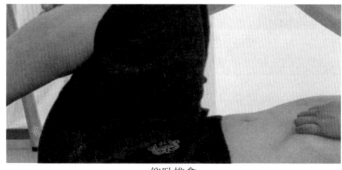

仰卧推拿

　　总之，在治疗一些疾病的过程中，医师一定要对内部脏器及其周围组织、结构关系有正确理解和认识。只有内脏健康，人体才会觉得舒适。反过来说，如果身体哪个部位出现不适，也可以尝试从内脏上去找原因。

# 预防疾病的方法

　　《黄帝内经》说："上医治未病，中医治欲病，下医治已病。"意思是说最高明的医生是预防疾病，中等的医生是治疗将要发生的病，普通的医生是治疗已经发生的病。而在预防和治未病方面，苗族可以说是有一套很系统的方法，而且相当全面。据相关史料记载，早在秦汉时期，苗族对疾病的预防就非常重视和讲究，尤其特别重视对环境的保护，以及个人卫生，以防止病从口入。直到今天，苗族地区仍然保持着这种良好的传统。也正是对预防疾病的重视，使得苗族地区有很多的长寿乡，例如湖南怀化的麻阳苗族自治县，就是公认的"世界长寿乡"。

　　1.通过节日习俗预防疾病

　　每年惊蛰到来的时候，苗族家家户户便用石灰在门上画弓箭，同时将石灰撒在房前屋后的每个角落，以此来驱赶毒虫；到清明节，他们就在门前插上柳枝，或簪柳枝于头上，来驱毒辟疫；端午节的时候，他们则在门上悬挂菖蒲、陈艾等中草药，并在中午的时候喝一点儿雄黄菖蒲酒，同时还煎百草汤液沐浴，以达到辟邪的目的。

　　在"接龙节、十月苗节、三月三、跳花节"等苗族的重大节日里，无论是大人还是小孩，都要口含一种叫"苦藤"的苗药，以预防疾病传染和风湿病。

此外，苗家还有一种保护"风水林"的习惯。苗族人认为，人之所以生病，大都是由于荒郊野外的各种精灵作祟所导致，所以为了人们的安全，每个苗寨都要自觉维护该村的"风水林"。这种做法，除了在主观上起到心理暗示的作用之外，在客观上也起到了维护生态环境的作用。而两者的结合，也确实达到了预防疾病的目的。

2.通过饮食习惯来预防疾病

苗族人善用药，但更注重食疗。夏天的时候，苗族人会适当食用羊胆、羊肝，以达到清热泻火的目的；到冬天时，苗族人喜欢饮用自家酿造的"久浆"（甜酒），既可以驱寒保暖，又能舒筋活血、补体强身。

此外，苗家还有一种饮食习惯，就是一年四季都喜欢喝"务叽消"（酸汤）。"务叽消"性寒、味酸，既有清热降火的功效，又有开胃健脾和止泻的作用。苗家的酸鱼，也是独具特色的食疗佳品，同时也是招待客人时必不可少的一道菜肴。除此之外，苗家还有"冬吃萝卜夏食姜"的习俗，并将冬天的萝卜视为人参。

3.通过"乡规民约"预防疾病

在卫生保健和疾病的预防上，苗家还制定了相应的"乡规民约"和"防病条款"。在苗族地区，每个寨子都有相关的规定。综合来看，主要有五条：第一，严禁在饮水井中洗东西；第二，严禁随意倾倒脏物，以免祸及他人；第三，生病的时候，严禁串门，以免殃及他人；第四，患麻风病的人，要主动到村外隔离；第五，小孩患有痘麻时，禁止出门。这些乡规民约，都在某种程度上起到了预防疾病和防止疾病传染的作用。

4.通过体育锻炼预防疾病

生活在山区的苗族，虽然平常都以体力劳动为主，但每到节日或者农闲的时候，苗族人还会举办一些活动，比如以家具或农具作为运动器材，举行拳、棍、刀、弩、叉术及板凳舞、猴儿鼓等项目比赛或表演，既能起到娱乐的作用，又能达到强身健体、防病治病的目的。此外，苗族人还喜欢练武术，以苗拳、苗功盛行，对增强体质、防止疾病的传染也起到了积极的作用。

5. 通过服装预防疾病

苗族的服装之所以有预防疾病的功效，主要有两个方面的原因。第一，用料比较环保。苗族的服装大多采用棉、麻、树脂染制品等质地柔软、排汗吸湿的衣料制成，而且款式宽松，有利于肢体与经络的舒展。由于衣料环保，有利于去除异味和杀灭细菌，所以能够有效防止山岚瘴气的侵袭。第二，信仰的力量。曾有相关文献指出，苗族服饰就是穿在身上的苗族史书，而服饰上的图案则表现出了苗族人的信仰。相传蝴蝶妈妈对苗族的先辈有哺育之情，而盘瓠则是苗族男性的始祖神，所以苗族便用蝴蝶、神犬等动物的图像来装饰服装，以此来缅怀先祖，同时希望借助神灵之力，达到增福添寿、招安纳祥的作用。而这种原理也恰如中医养生所言："善养生者养心。"可见苗族的服饰，不但有养身的作用，而且有养心的功效。

此外，苗族在着装上，也会随顺四时的气候变化。比如在秋天到来时，天气肃杀，气候转凉，他们不会立即换上厚实的服装，而是会适当让身体受寒，以此来刺激大脑的兴奋度，从而提升血流量，增强身体各个组织的代谢功能，提高身体的免疫力。同样的道理，春天到来之时，气温回暖，他们也不会马上减掉衣物，以防受风寒邪气入侵。这实际上与中医养生方法中的春捂秋冻有异曲同工之妙。

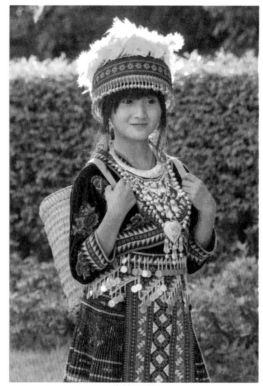

苗族服装

此外，苗族人还有佩戴香囊的习惯。一般情况下，香囊里会放入一些气味芳香、挥发性比较好的药物，从而达到防治疾病的作用。加上香囊做工精巧，与服饰的图案相映成辉，从而使得人在形体与精神两方面都达到了养生的目的。

6. 通过银饰品预防疾病

苗族所佩戴的饰品，主要以银饰为主。虽然银饰品有预防和治疗疾病的功效，但在最早的时候，佩戴银饰主要是体现在精神和信仰方面。我国古代著名的科学家祖冲之，在其所著的志怪小说集《述异记》中，曾将苗族的祖先蚩尤描绘为人身牛蹄、四目六手的形象。所以，苗族人后来所穿戴的银饰中，大多都以牛角为图案与造型，以表达对祖先蚩尤的尊敬与崇拜之情。

　　到了近代时，苗族人才发现当银器与毒物接触时，银器就会改变颜色，从而认识到银器可以起到鉴毒和消毒的作用。从此，苗家人不管到哪里，都会随身携带银器，或者穿着佩戴银饰的服装，因为在关键的时候，银可以起到试毒、防毒和杀毒的作用。而苗族的医生，也通过银器发明了滚蛋疗法、刮治疗法等行之有效的疾病治疗手段。

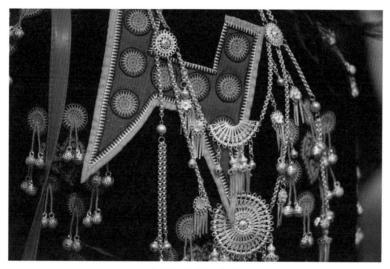

苗族佩戴的银饰品

　　现在苗族地区的老人，基本上都佩戴银镯、银簪等，而且会根据这些银饰的颜色变化来判断身体的健康状况。如果银器色白发亮，那就表示身体无恙；如果银器色泽暗沉，甚至呈灰黑色，那就提示身体有隐患，要及时检查，并及早就医。而新生儿如果出现皮肤巩膜发黄，苗族人便用银水给婴儿沐浴。

# 程氏玄圃疗法

随着科学技术的进步和社会发展的转型，人类疾病谱和医学模式发生了转变，使得越来越多的人趋向于选择无创伤或无毒副反应的自然疗法和自然保健康复疗法。

颅骶疗法作为苗医玄圃疗法非遗的重要分支，受到了越来越多人的关注。颅骶疗法通过协调外部环境和人体内部因素的关系来提高人体自愈能力，帮助身体自我修复，是非侵入性的手法之一。而且，颅骶疗法不是针对身体某一疾病的治疗方法，而是适用于许多不同类型的紧张和压力所导致的心身疾病，对改善人整体亚健康状况有卓越的平衡作用，尤其与头颅有关的亚健康效果最佳，因为它能够精准地找出受限或紧张的内在问题，所以调理后一般都能获得稳固的效果。

1.颅骶椎释放疗法

颅骶椎释放疗法是程氏家族遗传下来的苗医古方触诊疗法之一。玄圃运用柔和非侵入式的轻手法，触摸患者颅骶椎系统，使中枢神经系统与身体其他系统恢复正常联系和自然运动，以调理身体各系统之间的代偿、紧张、外伤等，通过此疗法使人体代谢产物排出，提升人体的自愈功能和康复能力。这种疗法囊括了整骨医学、临床医学、能量医学、心理学等领域，是串联身体、心理和精神的较好的身心疗法。

2.颅骶系统及颅骶节律

颅骶系统包括骨骼系统、筋膜系统、肌肉系统，神经系统是提供中枢神经系统生长、发展与正常运作的内环境，对于脑神经、大脑组织的正常功能有举足轻重的影响力。

颅骶节律是脑脊液有节律地通过大脑的侧脑室向蛛网膜下腔扩散，在正常情况下呈现每分钟6~12次有规律的节律性脉冲。由于颅骶系统是一种人体健康评估与疾病创伤的监管系统，所以程氏玄圃疗法颅骶椎释放对颅骶节律特别重视。

3. 颅骶椎释放的基本特征

颅骶椎释放通过触诊唤醒身体的潜能，运用身体自然的疗愈力量和智慧，使身心融为一体，重新调节身体的平衡，而这些正是真正健康、幸福和长寿的源头。

（1）人体结构与功能相互关联。人体是一个功能性的整体，具有自我保护和修复的能力，所以对于一些疾病的治疗，是靠人体本身所具有的调节修复系统来完成的，而不是完全靠外部因素，外部因素只能起到辅助和促进的作用。

（2）身体具有自我监管机制。当正常的机制被打乱，疾病就会随之而来。其实，大部分疾病现象是人体内部进行调整或清理身体垃圾时所表现出来的现象，是人体自动调节平衡所呈现出来的状态，是一种生理性的修复过程与现象，因而不应用药物进行过度干涉。

（3）身体体液的运动是维护健康所必需的。体内循环的各种液体包括血液、淋巴液、脑脊液、房水、内耳淋巴液等，在流动过程中携带着各种物理的和化学的信息，并处于动态平衡状态。在控制身体的液体方面，神经是发挥调节作用的重要组成部分。免疫系统、内分泌系统、神经系统协调统一，共同调节机体功能状态。

（4）每一个人的身体都有其独一无二的故事。倾听自己身体的故事，包括创伤、恐惧、孤独、欲望与喜悦，可以使人重新恢复健康、平衡，得到幸福。

所有心灵的创伤压力，不仅会保留在头脑中，也会记忆在机体的筋膜、肌肉等组织器官之中。对身体进行触摸治疗，恢复身体正确的活动方法，可以释放出隐藏在身体内的压力。而身体体验到这个过程的愉悦后，就会逐渐带领心灵走出创伤，这就是对身体进行治疗也会有安抚心灵的作用的原因。

4. 颅骶椎释放的治疗方法

调理师用稳定、缓慢而轻柔（力度接近于零）的力量作用于包绕大脑和脊髓的结缔组织，感知患者脑脊液的流动状态，并通过手指的轻柔触感调理动作，改变脑脊液的流动节律和流量，调节过快或过慢的颅骶节律，改善脑和脊髓的功能状态，使中枢神经系统与身体其他系统恢复正常联系和自然运动。

目前，程氏玄圃疗法适用非常广泛，可以改善许多常见的亚健康问题，特别是与脑部、神经系统、肌肉骨骼系统有关的疾病。其中颅骶释放疗法、括约肌释放疗法和骶尾椎释放疗法对改善人失眠、焦虑、头痛、偏头痛、耳鸣、肌骨疼痛、颞下颌关节紊乱等都有极佳的疗效，同时还可以平衡人的心理状态，消除心理创伤，释放负面情绪，改善更年期烦躁、青少年叛逆以及各种焦虑与压力综合征。在儿童的应用治疗方面，可以改善儿童的原始反射整合不良、心智发育迟缓、多动症、感统失调、专注力不足、肠胃功能紊乱等问题。此外，对于产妇和育儿期的代偿等也有非常明显的疗愈功效。

程氏玄圃疗法的手法技术包括倾听颅骶节律、五大横膈放松、腰骶关节松弛、硬脑膜管松弛、额骨提拉法、顶骨提拉法、蝶枕关节松弛法、颞骨松弛法、颞腭关节松弛法、静止点激发法等。这种轻柔的非侵入式的触诊疗法，由于无痛苦、无毒副反应，所以深受患者欢迎。

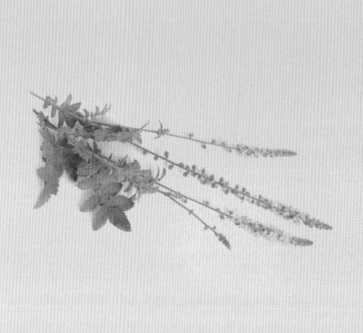

# 第六章
# 苗族最常用的中草药

　　苗族最常用的中草药，基本上都生长在苗族聚居的地区，比如苗岭山脉、乌蒙山脉、武陵山脉、鄂西山地、大苗山脉、海南山地等。

　　苗药对采集有一定的要求，尤其是中草药，只有在有效成分富足的时候采集，才能够将药性很好地发挥出来。比如，在采集根类药物时，最好在植株茂盛到第二年抽苗前采集，茎叶宜在生长旺期采集，花类宜在待开放时采集，果实宜在初熟时采集，嫩芽宜在娇嫩鲜美时采集，皮类宜在浆汁富足时采集，等等。在加工、炮制、提炼、用药等方面，也要注意发扬事物之间的良性关系，以期达到最佳的治疗效果。

　　在苗族地区，中草药多达几百种，而最常见的，则主要有各种血藤、八爪金龙、金樱子、白龙须、铁筷子、透骨香、飞龙掌血、果上叶、黑骨藤、白及、徐长卿、仙鹤草、淫羊藿、田基黄、地星宿等。另外，还有一支箭、和气草、金铁锁、仙桃草、八角莲等珍稀品种。

# 大血藤

大血藤是木通科大血藤属植物，为落叶木质藤本，长达 10 余米，藤径粗 9cm，全株无毛；枝条暗红色，老树皮有时纵裂。三出复叶，或兼具单叶；叶柄长 3~12cm；叶子长 4~12.5cm，宽 3~9cm；花长 6~12cm；果子为圆形，直径约 1cm，成熟时为黑蓝色，小果柄长 0.6~1.2cm。花期 4~5月，果期 6~9 月。

药用价值：根及茎均可入药，主要有通经活络、散瘀痛、清热解毒、杀虫等功效。

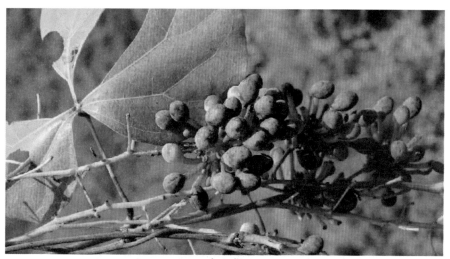

大血藤

# 小血藤

小血藤为落叶性木质藤本植物，根、茎、叶均可入药。小血藤的根部为圆柱形，木质坚硬，略弯曲。单叶互生，叶革质，叶柄长 0.5~1cm；叶片长 5~12cm，宽 1~3cm；花为雌雄异株，直径约 1cm，结果时花托伸长 3~7cm。小浆果球形，直径 5~7mm，熟时鲜红色。种子肾圆形，种皮光滑。花期 6~8 月，果期 7~10 月。

药用价值：主要有行气止痛、活血散瘀等功效。主治跌打损伤、风湿麻木、筋骨疼痛、痨伤吐血、经闭、腹胀、痈肿等。

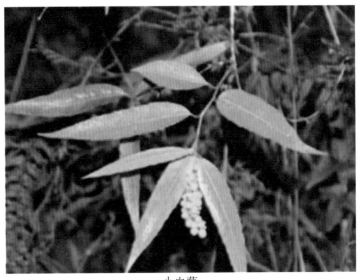

小血藤

# 八爪金龙

八爪金龙（别名百两金）为常绿半灌木，高 1m 左右。根木质，细长柱状，有分枝，淡紫棕色，断面淡红色，有褐色小点。单叶互生，膜质；叶柄长 8~15mm；叶片披针形或宽披针形，长 9~20cm，宽 1.5~5cm。夏季在茎梢开紫色小花，总花梗长约 6cm；果为球形，直径 5~7mm，熟时猩红色，有赤褐色斑点，有种子 1 粒。花期 6 月，多生于山坡阴湿处。

药用价值：祛风清热，散瘀消肿。主治咽喉肿痛、风火牙、风湿筋骨疼痛、腰痛、跌打损伤、痨伤咳嗽、喉头生蛾、无名肿毒、蛇咬伤等。

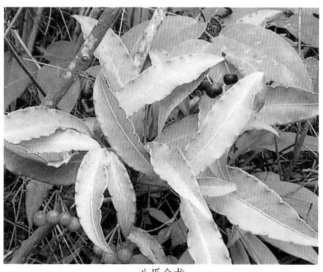

八爪金龙

## 金樱子

金樱子，为蔷薇科植物金樱子的干燥成熟果实。金樱子树为常绿灌木，高可达 5m；小叶革质，连叶柄长 5~10cm；小叶片椭圆状卵形、倒卵形或披针状卵形，长 2~6cm，宽 1.2~3.5cm；花单生于叶腋，直径 5~7cm；花梗一般长 1.8~2.5cm，最长为 3cm；果为梨形、倒卵形，紫褐色，表面有毛刺，果梗长约 3cm。花期 4—6 月，果期 7—11 月。

药用价值：固精缩尿，固崩止带，涩肠止泻，主治遗精、滑精、遗尿、尿频、阴道炎等。

## 白龙须

白龙须（别名白薇）为多年生草本植物，最高可以长到 50cm；根须状，有香气。叶卵形或卵状长圆形，长 5~8cm，宽 3~4cm，顶端渐尖或急尖，基部圆形，两面均被有白色绒毛，特别以叶背及脉上为密；伞形状聚伞花序，无总花梗，生在茎的四周，着花 8~10 朵；花深紫色，直径约 10mm；种子扁平，种毛白色，长约 3cm。花期 4—8 月，果期 6—8 月。

药用价值：清热，凉血。主治阴虚内热、多眠、肺热咳血、温疟、风湿痛等。

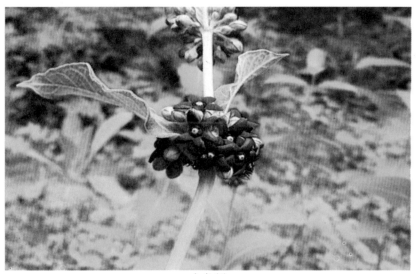

白龙须

## 十大功劳

　　十大功劳，别名八角刺、刺黄柏、刺黄芩、功劳木、西风竹、刺黄连等，为双子叶灌木，高 0.5~2m。叶倒卵形至倒卵状披针形，长10~28cm，宽 8~18cm；有 2~5 对小叶，小叶无柄或近无柄，狭披针形至狭椭圆形，长 4.5~14cm，宽 0.9~2.5cm，基部楔形，边缘每边具5~10 刺齿，先端急尖或渐尖；总状花序 4~10 个簇生，长 3~7cm，花梗长 2~2.5mm；苞片卵形，急尖，长 1.5~2.5mm，宽 1~1.2mm；花瓣长圆形，黄色，长 3.5~4mm，宽 1.5~2mm，基部腺体明显，先端微缺裂，裂片急尖；雄蕊长 2~2.5mm，药隔不延伸，顶端平截；子房长1.1~2mm，无花柱，胚珠 2 枚。浆果球形，直径 4~6mm，紫黑色，被白粉。花期 7~9 月，果期 9~11 月。

药用价值：清热解毒、消肿、止泻腹泻，主治痢疾、黄疸、肝炎、烧伤、烫伤、疮毒等。

# 土人参

土人参为一年生或多年生草本植物，全株无毛，高 30~100cm。主根粗壮，圆锥形，有少数分枝，皮黑褐色，断面乳白色。茎直立，肉质，基部近木质。叶互生或近对生，具短柄或近无柄，叶片稍肉质，倒卵形或倒卵状长椭圆形，长 5~10cm，宽 2.5~5cm，顶端急尖，有时微凹，具短尖头，基部狭楔形，全缘。花小，直径约 6mm；总苞片绿色或近红色，圆形，顶端圆钝，长 3~4mm；花瓣粉红色或淡紫红色，长椭圆形、倒卵形或椭圆形，长 6~12mm，顶端圆钝，稀微凹。蒴果近球形，直径约 4mm；种子多数，扁圆形，直径约 1mm，黑褐色或黑色，有光泽。花期 6—7 月，果期 9—10 月。

药用价值：清热解毒，主治气虚乏力、脾虚泄泻、肺燥咳嗽、神经衰弱等。

## 土三七

　　土三七为多年生草本植物，高达 1m 左右。宿根肉质肥大，土褐色，断面灰黄白色。茎直立，绿色略带紫色，上部多分枝，光滑无毛或稍具细毛。茎下部和中部长叶互生，长椭圆形，长 10~25cm，宽 5~10cm，羽状分裂，裂片卵形以至披针形，边缘浅裂或有疏锯齿，两面近光滑或具细毛；茎上部叶渐小，卵状披针形，边缘羽状齿裂，或有线状披针形。头状花序直径 1.5~2cm，排成伞房状，着生于枝顶；总苞圆柱状；总苞片 2 层，条状披针形，长约 1.5cm，边缘膜质，外层丝状；花全为两性，筒状，金黄色，花冠先端 5 齿裂，花柱基部小球形，分枝先端有细长线形具毛的尖端，长约 4mm。瘦果狭圆柱形，有条纹，被疏毛；冠毛丰富，白色。花期 9—10 月。

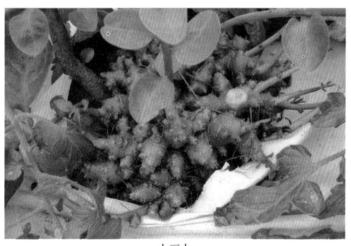

土三七

　　药用价值：止血散瘀，消肿止痛，清热解毒。主治吐血、衄血、咯血、便血、崩漏、外伤出血、痛经、产后瘀滞腹痛、跌打损伤、风湿痛、疮痈疽疗、虫蛇咬伤等。

## 铁筷子

铁筷子，别名九牛七、双铃草、小桃儿七、鸳鸯七、冰凉花等，为多年生常绿草本植物，根状茎直径约 4mm，密生肉质长须根。茎高 30~50cm，无毛，上部分枝，基部有 2~3 个鞘状叶。叶片肾形或五角形，长 7.5~16cm，宽 14~24cm；花 1~2 朵生茎或枝端，在基生叶刚抽出时开放，无毛；萼片初粉红色，在果期变绿色，椭圆形或狭椭圆形，长 1.1~2.3cm，宽 0.5~1.6cm；花瓣 8~10，淡黄绿色，圆筒状漏斗形；种子椭圆形，扁，长 4~5mm，宽约 3mm，光滑，有 1 条纵肋。4 月开花，5 月结果。

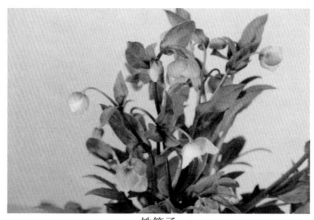
铁筷子

药用价值：清热解毒，活血散瘀，消肿止痛。主治膀胱炎、尿道炎、哮喘、胃痛、疮疖肿毒、跌打损伤、劳伤等。

# 透骨香

透骨香，别名透骨草、满山香、万里香、九里香、芳香草、满天香、透骨消、小透骨草、九木香、鸡骨香等，为杜鹃花科灌木，高约 3m。枝细长，带红色或红绿色。单叶互生，革质，卵状矩圆形，或阔卵形，长7~8cm，宽 2.5~3cm，先端尖尾状，基部心形或圆形，叶缘具钝齿，略向外卷，上面深绿色，无毛，下面青白色，有细小柔毛。总状花序或圆锥花序腋生，长 5~7cm；花青白色，萼片 5，边缘有纤毛；花冠壶形，裂片 5。蒴果球状，直径约 6mm，5 瓣纵裂，上有宿存花柱，外面包有增大的肉质萼，成熟时紫红色，似浆果。种子淡黄色，细小。花期 5—6 月，果期7—11 月。

药用价值：祛风除湿、散寒止痛、活血通络、化痰止咳。主治风湿痹痛、胃寒疼痛、跌打损伤、咳嗽痰多等。

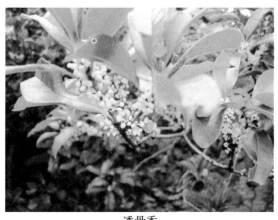

透骨香

# 飞龙掌血

飞龙掌血，别名见血飞、大救驾、三百棒、下山虎、籁钩、黄大金根等，一般生长在土壤瘠瘠的干燥环境中。在我国，飞龙掌血至少有三种类型：第一种是最常见的，其形状为嫩枝上部及花序轴均有红褐色短细毛，小叶较大，中脉无毛且微凸起，叶面干后常有光泽，果直径约 1cm；第二种类型是嫩枝上部及花序轴均密被灰白色短毛，小叶柄、小叶中脉也有同样的毛，叶面干后暗淡无光泽，果一般较小，直径约 0.8cm，这种类型主要生长在广西中部以北、贵州南部以及湖南西南部；第三种类型的小叶特别大，长 10~12cm，宽 4~5cm，嫩枝上部及花序轴均有红褐色短毛，这种类型主要生长在云南西部及西北部一带。

药用价值：活血散瘀，祛风除湿，消肿止痛。主治风湿痹痛、腰痛、胃痛、痛经、经闭、跌打损伤、劳伤吐血、衄血、瘀滞崩漏、疮痈肿毒等。

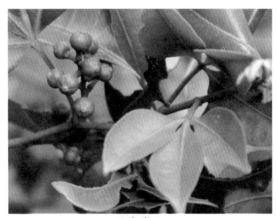

飞龙掌血

# 果上叶

果上叶，别名石串莲、小绿芨、美网石豆兰、小果上叶、石链子、石寸连、小石斛等，为兰科石豆兰属植物密花石豆兰的全草。根茎匍匐，横生，粗约 2mm。多分枝，节多，节处丛生细而长的须根，上面密生假鳞茎。假鳞茎绿色，肉质肥厚，长卵状圆柱形，顶端稍窄。叶单生于假鳞茎的顶端，叶狭矩圆形，长 4~11cm，宽 8~18mm，顶端微凹，近无柄。花葶1~2 枚，生于假鳞茎基部，通常高出叶外，被 3~4 枚鞘；总状花序缩短呈伞状，密集，具花 10 朵以上；花苞片卵状披针形，比花梗长；花瓣卵圆形，长约 1.2mm；唇瓣肉质，如舌状，比花瓣长，中央略凹陷，边缘具细齿。果实卵形，长约 1cm。花期为夏初。

药用价值：润肺止咳，消炎止痛，续筋接骨。主治肺痨咳嗽、咳血、乳痈，咽喉肿痛、疮疡肿痛、扭伤、跌打损伤、骨折等。

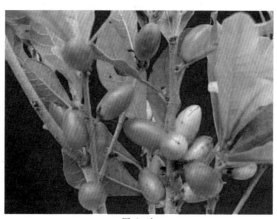

果上叶

# 黑骨藤

黑骨藤，别名铁骨头、铁散沙、黑龙骨、飞仙藤、青香藤、达风藤、奶浆藤、青蛇胆、青色丹、山杨柳等，为萝摩科植物西南杠柳的根或全株。藤状灌木，长达 10m。全株无毛，多分枝，具乳汁。叶对生，革质；叶柄长 1~2mm；叶片狭披针形，长 4~6cm，宽 0.5~1cm，先端渐尖，基部楔形。花 1~3 朵；花萼裂片 5，卵圆形或近圆形；花冠黄绿色，近辐状，花冠裂片 5。蓇葖果双生，圆柱状，长约 10cm，径约 5mm，具绷条纹，种子长圆开，先端具长约 3cm。花期 3—4 月，果期 6—7 月。

药用价值：通经络，祛风湿，活血，消炎。主治跌打损伤、风湿关节痛、月经不调、口腔炎、乳腺炎。

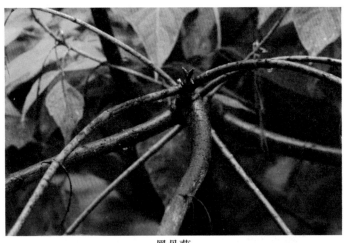

黑骨藤

# 吉祥草

吉祥草，别名解晕草、松寿兰、结实兰、竹叶草、竹叶青、佛顶珠、竹叶青、玉带草、九节莲、小青胆、小九龙盘等，为多年生常绿草本花卉。株高约 20cm，地下根茎匍匐，茎粗 2~3mm，蔓延于地面，逐年向前延长或发出新枝。叶每簇 4~8 枚，条形至披针形，长 10~38cm，宽 0.5~3.5cm，先端渐尖，向下渐狭成柄，深绿色。花葶长 5~15cm；穗状花序长 2~6.5cm，上部的花有时仅具雄蕊；苞片长 5~7mm；花芳香，淡紫色；裂片矩圆形，长 5~7mm，先端钝，稍肉质；雄蕊短于花柱，花丝丝状，花药近矩圆形，两端微凹，长 2~2.5mm；子房长 3mm，花柱丝状。浆果直径 6~10mm，熟时鲜红色。花果期 7—11 月。

药用价值：润肺止咳，固肾，止血，接骨。主治健忘、肺热喘咳、多种出血、咽喉肿痛、目赤翳障、痈肿疮疖、跌打骨折等。

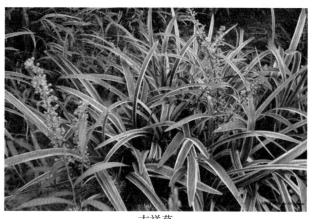

吉祥草

# 白及

　　白及，别名白芨、甘根、连及草、白给、冰球子、白鸟儿头、地螺丝、羊角七、千年棕君求子、兜棕等，为多年生草本球根植物。白及初生假鳞茎是圆球形，生长到一定程度才形成"V"字形块状假鳞茎。叶4~6枚，狭长圆形或披针形，长8~29cm，宽1.5~4cm，先端渐尖，基部收狭成鞘并抱茎。花序具3~10朵花，基本上不分枝；花苞片长圆状披针形，长2~2.5cm，开花时常凋落；花瓣很大，紫红色或粉红色；萼片和花瓣近等长，狭长圆形，长25~30mm，宽6~8mm，先端急尖；瓣较萼片和花瓣稍短，倒卵状椭圆形，长23~28mm，白色带紫红色，具紫色脉；唇盘上面具5条纵褶片，从基部伸至中裂片近顶部，仅在中裂片上面为波状；蕊柱长18~20mm，柱状。花期4—5月，果期7—9月。

　　药用价值：收敛止血，消肿生肌。主治咳血吐血、外伤出血、疮疡肿毒、皮肤皲裂、肺结核咳血、溃疡病出血等。

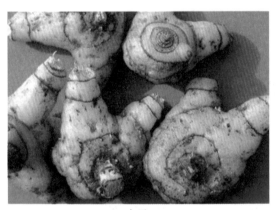

白及

# 徐长卿

　　徐长卿，别名鬼督邮、英雄草、料吊、别仙踪、料刁竹、逍遥竹、一支箭、石下长卿、钓鱼竿、土细辛等，为多年生直立草本植物，主要生长在向阳山坡和草丛中，喜温暖、湿润的环境。徐长卿高约 1m，根为须状，多达 50 余条；茎不分枝，稀从根部发生几条，无毛或被微生。叶对生，纸质，披针形至线形，长 5~13cm，宽 5~15mm，两端锐尖，两面无毛或叶面具疏柔毛，叶缘有边毛；侧脉不明显；叶柄长约 3mm，圆锥状聚伞花序生于顶端的叶腋内，长达 7cm，着花 10 余朵，花冠黄绿色。菁葖果单生，披针形，长 6cm，直径 6mm，向端部长渐尖；种子长圆形，长 3mm；种毛白色绢质，长 1cm。花期 5—7 月，果期 9—12 月。

　　药用价值：祛风除湿，行气活血，去痛止痒，解毒消肿。主治风湿痹痛、腰痛、跌打损伤疼痛、胃痛、牙痛等各种痛症。

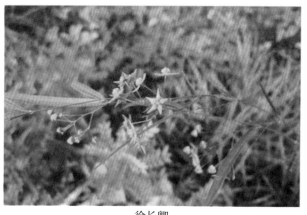

徐长卿

# 仙鹤草

仙鹤草，别名鹤草芽、龙牙草、瓜香草、黄龙尾、铁胡蜂、金顶龙芽、老鹳嘴、子母草、毛脚茵、黄龙牙、草龙牙等，为蔷薇科植物龙牙草。仙鹤草的茎很直，为圆柱形，基部木质化，淡紫红色，直径0.4~0.6cm。茎上部为淡黄棕色或绿褐色，被白色柔毛；茎下部有时可见托叶残存，茎节明显，节间距离2~2.5cm，越往上越长。叶为奇数羽状，为复叶，顶端小叶稍大，下面小叶3~4对，小叶倒卵形、倒卵状椭圆形或倒卵状披针形，长1.5~5cm，宽1~2.5cm，边缘有钝锯齿。叶为灰绿色，皱缩且卷曲。有时可见茎顶部的花序及带钩刺的小花或果。

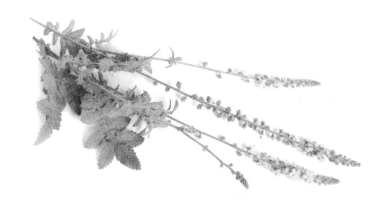

仙鹤草

药用价值：收敛止血，止痢，杀虫。主治咯血、吐血、尿血、便血、赤白痢疾、崩漏带下、劳伤脱力、痈肿、跌打、创伤出血等。

# 淫羊藿

淫羊藿，别名三枝九叶草、仙灵脾、牛角花、三叉风、羊角风、三角莲等，为多年生草本植物。植株高 20~60cm。根状茎粗短，木质化，暗棕褐色。有基生叶和茎生叶，基生叶 1~3 枚丛生，具长柄，茎生叶 2 枚，对生；小叶纸质或厚纸质，卵形或阔卵形，长 3~7cm，宽 2.5~6cm，叶面常有光泽，网脉显著，背面苍白色。花茎具 2 枚对生叶，圆锥花序长 10~35cm，具 20~50 朵花，花梗长 5~20mm，花为白色或淡黄色。蒴果长约 1cm。花期 5—6 月，果期 6—8 月。

药用价值：补命门，益精气，强筋骨。主治阳痿早泄、腰酸腿痛、四肢麻木、半身不遂、神经衰弱、健忘、耳鸣、目眩等。

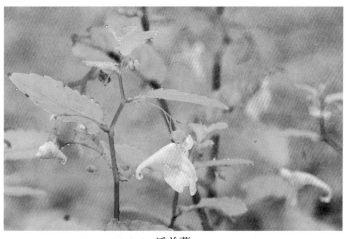

淫羊藿

# 田基黄

　　田基黄，别名地耳草、雀舌草、蛇查口、跌水草、寸金草等，为一年生或多年生草本植物。高 2~45cm，茎单一或簇生，在基部生根。叶无柄，叶片通常卵形或卵状三角形至长圆形或椭圆形，长 0.2~1.8cm，宽 0.1~1cm，上面绿色，下面淡绿（有时带苍白色）。花序具 1~30 花，花直径 4~8mm，花梗长 2~5mm；花瓣为椭圆形或长圆形，白色、淡黄至橙黄色。蒴果短圆柱形至圆球形，长 2.5~6mm，宽 1.3~2.8mm，无腺条纹。种子淡黄色，圆柱形，长约 0.5mm，两端锐尖。花期 5—6 月，果期 9—10 月。

　　药用价值：全草入药，清热解毒，止血消肿。主治湿热黄疸、泄泻、痢疾、肠痈、痈疖肿毒、肝炎、口疮、目赤肿痛、毒蛇咬伤、跌打损伤等。

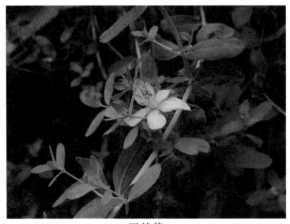

田基黄

# 盘龙参

盘龙参，别名一线香、猪辽参、猪牙参、猪鞭草、猪潦子、龙抱柱、龙缠柱、扭兰、胜杖草、盘龙棍、过水龙、红龙盘柱等，为兰科绶草的根或全草。植株高 13~30cm，全草长 10~40cm。根数条，指状，肉质，簇生于茎基部。茎较短，近基部生 2~5 枚叶。叶片长 3~10cm，常宽 5~10mm。花茎直立，长 10~25cm；总状花序具多数密生的花，长 4~10cm，呈螺旋状扭转，紫红色、粉红色或白色。花期 7—8 月。

药用价值：益气养阴，清热解毒，补气壮阳。主治病后虚弱、阴虚内热、咳嗽吐血、头晕、糖尿病、遗精、咽喉肿痛、毒蛇咬伤、烫火伤、疮疡痈肿、小儿夏季热、小儿急惊风等。

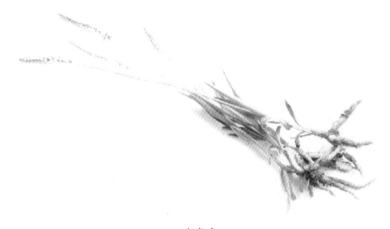

盘龙参

# 地星宿

地星宿，别名鸡肠菜、破钱草、千光草、滴滴金、铺地锦、肺风草、破铜钱、满天星、明镜草、翳子草、盘上芫茜、落地金钱、地钱草、野芹菜、小金钱、扁地金等，为多年生草本植物。茎纤弱细长，平铺于地上，长成一片。单叶互生，圆形或近肾形，直径0.5~1.6cm；基部心形，5~7浅裂，裂片短，有2~3个钝齿；上面深绿色、光滑，下面绿色或有柔毛，或两面均自光滑以至微有柔毛；叶柄纤弱，长0.5~9cm。伞形花序与叶对生，单生于节上；伞梗长0.5~3cm；总苞片4~10枚，倒披针形，长约2mm；每个伞形花序具花10~15朵，花无柄或有柄，绿白色。花期4—5月。

药用价值：清热利尿，消肿解毒。主治黄疸、赤白痢疾、淋病、小便不利、目翳、喉肿、痈疽疔疮、跌打瘀肿、百日咳等。

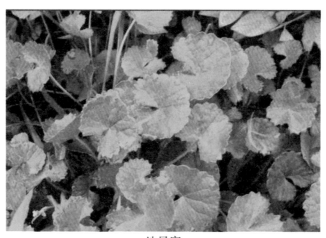
地星宿

# 一支箭

一支箭，别名青藤、蛇咬子，根茎短而细，圆柱形，直立，黄棕色。常有叶2~3枚；总叶柄长的6~10cm，纤细；营养叶长卵形，基部最阔，圆截形或阔楔形；柄长5~10mm，两侧有狭翅，网状脉明显；孢子叶长15~20cm，孢子囊穗长3~4cm，线形，直立。

药用价值：清热解毒，活血散瘀。主治痈肿疮毒、疥疮、痔疮、毒蛇咬伤、烧烫伤、跌打损伤、小儿疳积等。

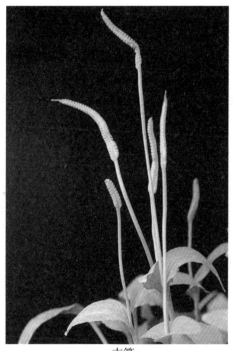

一支箭

# 金铁锁

金铁锁，别名独定子、对叶七、穿石甲，是我国特有的单种属植物，为多年生蔓生性草本，属稀有种。根为肉质，长圆锥形，长 20~40cm，直径 15mm，棕黄色。茎平卧，圆柱形，中空，紫绿色，被短柔毛。叶对生，近无柄，卵形，微带肉质，下部小，上部大，长 5~25mm，宽 3~15mm，先端锐尖，基部圆形，稀宽楔形，全缘。聚伞花序顶生，淡紫红色，直径约 4mm，有短梗，花期 6—9 月。果实稍后成熟，果实为长棒形，长 7mm；种子 1 枚，倒卵形，褐色。

药用价值：祛风除湿，散瘀止痛，解毒消肿。主治风湿痹痛、胃脘冷痛、跌打损伤、外伤出血、外治疮疖、蛇虫咬伤等。

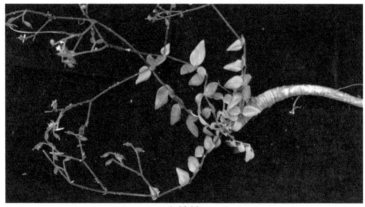

金铁锁

# 仙桃草

　　仙桃草，别名水蓑衣、地胡椒、病疳草、八卦仙桃草、英桃草、小头红、蟠桃草、接骨仙桃、无风自动草、接骨草、小伤力草、小虫草等，为玄参科植物蚊母草带虫瘿的全草，属于多年生（很少有一年生）草本植物，全体基本无毛。茎直立或基部倾斜，高 10~100cm。叶无柄，上部的半抱茎，多为椭圆形或长卵形，少部分为卵状矩圆形，极少为披针形，叶长 2~10cm，宽 1~3.5cm，全缘或有疏而小的锯齿。花序比叶长，花冠浅蓝色、浅紫色或白色，直径 4~5mm。蒴果为圆形。花期 4—5 月，果期 5—6 月。

　　药用价值：全草入药，活血止血，消肿止痛。主治吐血、衄血、咯血、便血、痛经等；外用治骨折、跌打损伤、瘀血肿痛等。

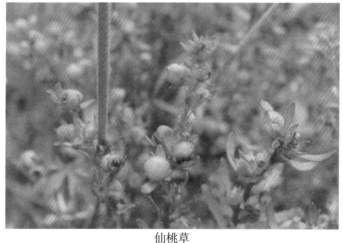

仙桃草

# 八角莲

八角莲，别名独脚莲、独荷草、羞天花、术律草、琼田草、旱荷，是小檗科鬼臼属植物，属于我国国家二级保护植物。八角莲为多年生草本，株高 40~150cm。根状茎粗壮，横生，多须根；茎直立，不分枝，无毛，淡绿色。茎生叶 2 枚，薄纸质，互生，盾状，近圆形，直径 30cm 左右，4~9 掌状浅裂，裂片阔三角形，卵形或卵状长圆形，长 2.5~4cm，基部宽 5~7cm，先端锐尖，不分裂，上面无毛，背面被柔毛，叶脉明显隆起，边缘具细齿；下部叶柄长 12~25cm，上部叶柄长 1~3cm。花梗纤细，下弯，被柔毛；花深红色，5~8 朵簇生于离叶基部不远处，下垂；萼片 6，长圆状，椭圆形，长 0.6~1.8cm，宽 6~8mm，先端急尖，外面被短柔毛，内面无毛；花瓣 6，勺状倒卵形，长约 2.5cm，宽约 8mm，无毛。浆果椭圆形，

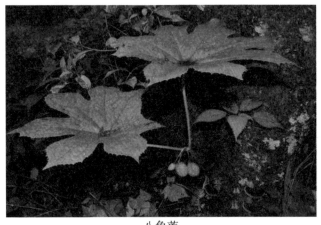

八角莲

长约 4cm，直径约 3.5cm，种子多数。花期 3—6 月，果期 5—9 月。

药用价值：清热解毒，活血散瘀。主治毒蛇咬伤、跌打损伤；外用治虫蛇咬伤、疮疖痈肿、淋巴结炎、腮腺炎、乳腺癌。

# 参考文献

［1］《苗族简史》编写组.苗族简史［M］.北京：民族出版社，2008.

［2］贵州省民委文教处.苗族医药学［M］.贵阳：贵州民族出版社，1992.

［3］田兴秀，关祥祖.苗族医药学［M］.昆明：云南民族出版社，1995.

［4］田兴秀.三本论［M］.昆明：云南人民出版社，2004.

［5］杜江，张景梅.苗医基础［M］.北京：中医古籍出版社，2007.

［6］周明高.湘西地区医疗机构处方常用苗药［M］.北京：中医古籍出版社，2021.

［7］杜江.苗医生理观之四大筋脉浅说［J］.中华中医药杂志，2006（10）.

［8］杜江.苗医论毒［J］.医学综述，2006（12）.

［9］田兴秀.论苗医学十大特色［J］.贵阳中医学院学报，2005年特辑.

［10］石明芳.论苗医交环学说［J］.贵阳中医学院学报，2005年特辑.

［11］龙炳文.苗医三肚论［J］.中国民族民间医药杂志，1994年增刊.

［12］杜江，等.西部苗医对风湿类疾病的分类和诊疗方法［J］.中国民族医药杂志，2006（12）.

［13］符开春.浅谈土家医、苗医之毒气说［J］.贵阳中医学院学报，2003年增刊.

［14］陆科闵.苗族医药理论体系概述［J］.中国民族民间医药杂志，2000（47）.

［15］张东海.苗医正骨手法复位与柏林接骨散治疗下肢骨折［J］.中国民族医药杂志，2004（10）.